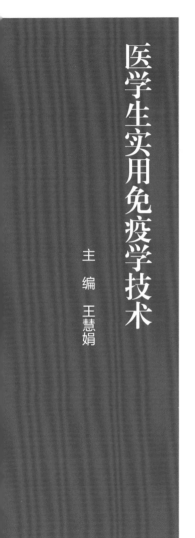

医学生实用免疫学技术

主 编 王慧娟

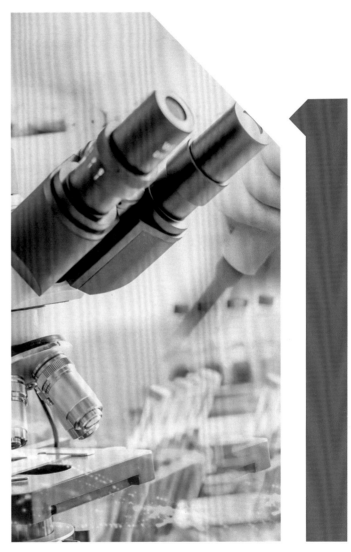

东南大学出版社
SOUTHEAST UNIVERSITY PRESS

·南京·

图书在版编目(CIP)数据

医学生实用免疫学技术 / 王慧娟主编. — 南京：
东南大学出版社，2022.8(2025.1重印)
ISBN 978 - 7 - 5766 - 0170 - 1

Ⅰ.①医… Ⅱ.①王… Ⅲ.①医学—免疫学—实验
Ⅳ.①R392 - 33

中国版本图书馆 CIP 数据核字(2022)第 123240 号

责任编辑:陈潇潇　责任校对:子雪莲　封面设计:余武莉　责任印制:周荣虎

医学生实用免疫学技术
YIXUESHENG SHIYONG MIANYIXUE JISHU

主　　编	王慧娟
出版发行	东南大学出版社
社　　址	南京四牌楼 2 号　邮编:210096　电话:025 - 83793330
网　　址	http://www.seupress.com
电子邮件	press@seupress.com
经　　销	全国各地新华书店
印　　刷	南京艺中印务有限公司
开　　本	700 mm×1 000 mm　1/16
印　　张	5.75
字　　数	120 千字
版　　次	2022 年 8 月第 1 版
印　　次	2025 年 1 月第 4 次印刷
书　　号	ISBN 978 - 7 - 5766 - 0170 - 1
定　　价	45.00 元

* 本社图书若有印装质量问题,请直接与营销部调换。电话(传真):025 - 83791830。

《医学生实用免疫学技术》

编委会

主　编　王慧娟

副主编　孙可一　刘英霞
　　　　徐　娟　蔡振明

编　委　杨　硕　李晓曦
　　　　杨晓帆　陈　云
　　　　陈允梓　张明顺

南京医科大学

PREFACE
前言

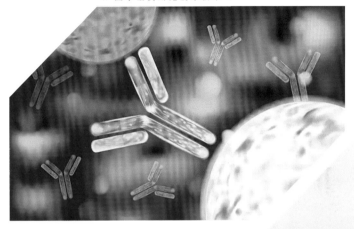

　　这是一本写给生物医学专业本科生和研究生的免疫学实验用书。 在南京医科大学，五年制本科各专业、"5+3"临床专业、研究生都以本书作为实验课教材。 学系根据学生专业和教学学时的不同，可以选择相应的内容开展实验教学。 学生们则可根据自己的兴趣拓展阅读，开阔视野。

　　免疫学实验课教学是对理论教学的重要补充。 医学免疫学是医学生课程体系中必修的基础医学课。 免疫学本身的快速发展以及与其他学科的交叉和渗透，使它成为当今生命科学的前沿学科。 免疫学是一门实验科学，免疫学理论源自试验，实验课则能加深学生对免疫学原理的理解。 高端仪器设备和技术手段不断涌现，把免疫学的应用扩展到了临床疾病诊断、治疗和预防之中，在生物医学研究中更是不可或缺的技术手段。

　　免疫学的学习更需要热情。 免疫学理论复杂，免疫系统各组分的相互关系呈网络状交织，需要学生投入大量的时间和精力去掌握。 而设计精妙的免疫学实验课可以培养学生的基本实验素养，包括建立生物安全意识、培养科学思维、训练基本技能、养成良好的科研习惯，进而成长为优秀的学者。 更重要的是设计精妙的免疫学实验课能让学生体验到免疫学理论之神奇，实验设计之奇妙，免疫学应用之广泛。 其中，尖端免疫学技术的运用有如一座桥梁，跨越了众多科学原理，带领学生踏上探索生命奥秘的征途。 在这样的学习过程中，学生会审视自己的能力和兴趣所在，激发学习的内在动力，发现免疫学之美，从而充满激情地投身于人类的健康事业。 "道之所在，虽千万人吾往矣!"让本科生更早地接触最前沿的实验技术，我们责无旁贷。

正因为有此初衷，本学系教师们没有格于成例，而是用全新的思维对原有实验课体系进行了大幅度的变革。 新的实验课体系中不但增加了常用的前沿免疫学技术，如激光共聚焦显微镜技术、流式细胞术、免疫荧光技术等，还制作了大量示教和视频内容，即使学生囿于条件不能亲身实践，也可以通过视频、示教等方式将这些知识呈现给他们；同时也保留了部分经典实验教学内容，包括凝集反应、ELISA、吞噬作用等，考虑到生物安全等因素，这些实验的具体设计和实施过程经过了大幅修改；此外，还摒弃了一些应淘汰的实验内容。 改革后的免疫学实验课程在两年的教学实践中，又经历了无数次的改进。

本书收录了本学系教师近几年实验教学改革的成果，重点介绍处于免疫学前沿的免疫标记技术。 用自行制作的精美图片配合讲解实验原理，用自行拍摄的清晰照片展示部分实验结果和示教内容。 希望本书能给学生的实验学习提供最大辅助。

本书是全体编委群策群力、紧密合作的成果。 免疫学博大精深，本书在编写中难免有疏漏之处，恳请读者批评指正，使之不断完善。

编　者

2021 年冬

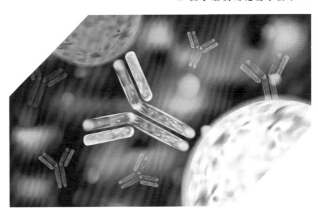

目录 Contents

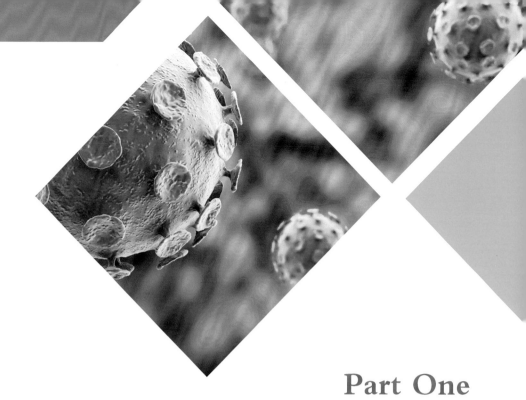

Part One

第一部分　免疫器官

导言

　　免疫器官是机体免疫系统的重要组成部分，在功能上分为中枢免疫器官和外周免疫器官，两者通过淋巴循环和血液循环互相联系。中枢免疫器官包括胸腺和骨髓，是免疫细胞发生、发育和成熟的场所。胸腺是 T 淋巴细胞发育成熟的场所，骨髓是 B 淋巴细胞发育成熟的场所。外周免疫器官包括淋巴结、脾和皮肤黏膜相关淋巴组织等，是成熟淋巴细胞定居的部位。在中枢免疫器官内发育成熟的免疫细胞通过淋巴再循环进入并定居于外周免疫器官，在此接受抗原的刺激并发生免疫应答。因此，外周免疫器官是免疫应答发生的主要场所。

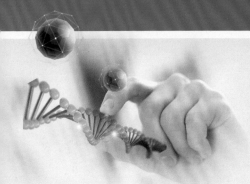

实验示教：观察小鼠的免疫器官

实验目的

解剖并观察小鼠的中枢和外周免疫器官。

实验材料

1. 昆明小鼠（8周龄）。

2. 75%酒精棉球。

3. 眼科镊、眼科手术剪、乳胶手套。

4. 解剖盘、固定针等。

实验方法

1. 颈椎脱臼法处死小鼠

此法通过牵拉使小鼠的颈椎脱臼，断离脊髓致死。此法给小鼠造成的痛苦最少，是最常用的小鼠处死方法。具体操作方法如下：用一只手抓住小鼠的尾巴根部并将其提起，用另一只手的拇指和食指向下按住小鼠头颈部，抓住鼠尾根部的那只手用力向后上方牵拉，造成颈椎脱臼，小鼠立即死亡。

2. 将小鼠仰卧置于解剖盘上，使其腹面朝上，固定四肢，用75%的酒精棉球消毒小鼠胸腹部皮肤。

3. 用镊子提起小鼠的耻骨处皮肤，用剪刀沿腹部正中线小心剪开皮肤至下颌部，再将皮肤向四肢剪开。

4. 再沿腹部正中线剪开肌层，暴露腹腔，观察脾脏的位置、形态以及腹腔内其他脏器的位置与形态。

5. 剪断两侧肋骨,然后向上翻起,充分暴露胸腔,观察胸腺的位置和形态。

6. 最后,在腹腔找到腹股沟淋巴结和肠系膜淋巴结,观察淋巴结的大小与形态。

小鼠胸腺、脾脏和淋巴结的解剖位置和形态特点描述如下:

胸腺位于胸腔前纵隔,在胸骨柄后方,顶端近喉部,分为左右两叶,表面光滑,呈乳白色(图1-1)。

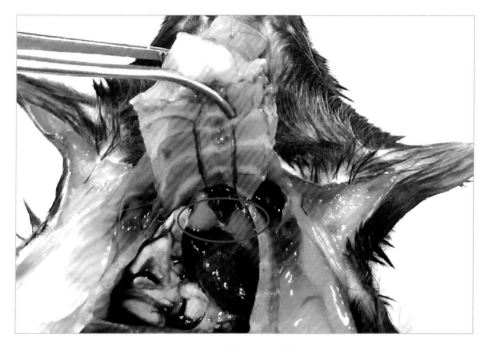

图1-1 小鼠胸腺的解剖图

腹股沟淋巴结的形态似肾形,浅居于左右臀肌深部的陷窝之中(图1-2A)。

脾脏位于腹腔的左侧背部,靠胃底部的左侧,呈镰刀状,横切面似等边三角形,色暗红(图1-2B)。

肠系膜淋巴结形如蚯蚓,在肠系膜的脂肪组织中,先找到盲肠,沿肠系膜上溯,剪开肠系膜组织,能够很快找到该淋巴结(图1-2C)。

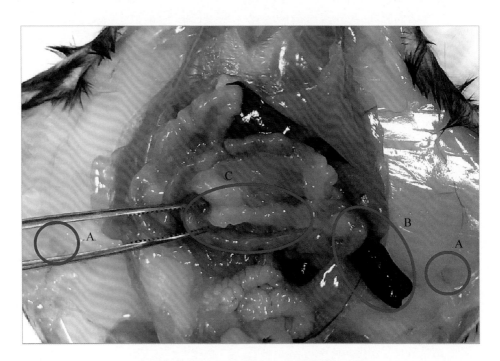

A–腹股沟淋巴结；B–脾脏；C–肠系膜淋巴结

图 1-2　小鼠部分免疫器官解剖图

（刘英霞）

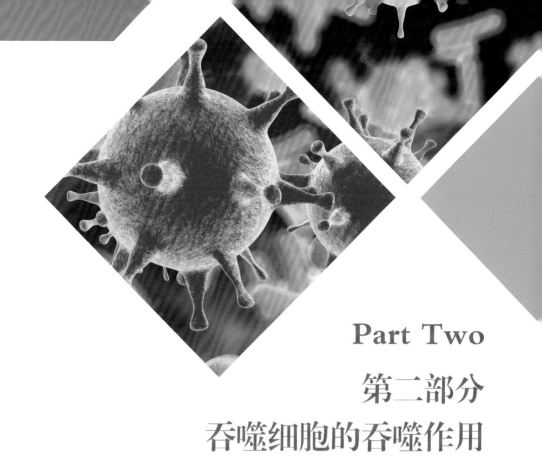

Part Two

第二部分
吞噬细胞的吞噬作用

导言

　　固有免疫细胞是固有免疫系统的重要组成部分，分布在血液和组织中，包括吞噬细胞、自然杀伤细胞、固有淋巴样细胞、肥大细胞、嗜酸性粒细胞和嗜碱性粒细胞等。吞噬细胞是一类具有吞噬杀伤功能的细胞，主要由单核-巨噬细胞和中性粒细胞组成，是固有免疫应答中主要的效应细胞。吞噬细胞对进入机体的病原体及异物的清除过程主要包括识别、吞噬、杀伤和消化。吞噬细胞表面不表达特异性抗原识别受体，其识别主要通过模式识别受体和病原体相关模式分子的相互作用而实现。

模式识别受体（pattern recognition receptors，PRRs）是一类广泛存在于单核-巨噬细胞、中性粒细胞等固有免疫细胞表面或胞内细胞器膜上，能够识别结合病原体某些共有的特定分子结构的受体，主要包括甘露糖受体、清道夫受体和 Toll 样受体等。

病原体相关分子模式（pathogen associated molecular patterns，PAMPs）是某些病原体及其产物所共有的高度保守的分子结构。病原体相关分子模式是与模式识别受体结合的配体。比如甘露糖受体可识别并结合微生物细胞壁糖蛋白和糖脂组分末端的甘露糖和岩藻糖残基，介导内吞作用从而将病原体摄入胞内；清道夫受体可识别低密度脂蛋白、革兰阴性菌脂多糖、革兰阳性菌磷壁酸等，参与对病原体的识别和清除；Toll 样受体是一类跨膜受体，目前已确认的成员有 14 个，主要识别病原体表面的肽聚糖、磷壁酸、脂多糖、脂蛋白和鞭毛蛋白等，还可以识别胞质中病毒的单链或双链 RNA 及病毒或细菌的非甲基化 CpG DNA。

吞噬细胞通过模式识别受体与病原体相关模式分子的结合将病原体结合到细胞表面，随后细胞膜突出形成伪足，将病原体包绕，伪足融合，病原体被摄入细胞内形成吞噬体，吞噬体在胞内运动，与溶酶体融合形成吞噬溶酶体，并通过氧依赖性杀菌系统和氧非依赖性杀菌系统杀伤病原体：超氧阴离子（O_2^-）、过氧化氢（H_2O_2）和一氧化氮（NO）等毒性物质对细菌有直接毒性作用；溶酶体内的乳酸累积以及溶菌酶、水解酶、防御素都有杀菌作用。

中性粒细胞广泛分布于骨髓、血液和结缔组织。成人外周血中性粒细胞数量约占白细胞总数的 55%～70%。中性粒细胞处于机体防御病原体的第一线，当感染病原体时，它可迅速穿越血管内皮细胞到达感染部位，对侵入的病原体发挥吞噬杀伤和清除作用。

单核-巨噬细胞包括外周血中的单核细胞和组织器官中的巨噬细胞。巨噬细胞分为定居的巨噬细胞和游走的巨噬细胞两大类。定居在不同组织中的巨噬细胞有不同的名称，如肝脏中的库普弗（Kupffer）细胞、中枢神经系统中的小胶质细胞、骨组织中的破骨细胞等。游走的巨噬细胞广泛分布于结缔组织中，具有很强的变形运动、吞噬和杀伤清除病原体的能力。作为专职抗原提呈细胞，单核-巨噬细胞还具有摄取、加工、提呈抗原引发适应性免疫应答的能力。

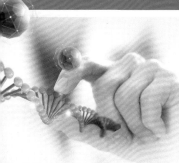

实验操作：中性粒细胞的吞噬作用

📋 实验原理

　　血液中的中性粒细胞具有吞噬异物颗粒的能力。它通过趋化、吞噬摄入和杀菌等一系列免疫过程将病原微生物（如化脓性细菌）消化清除，在固有免疫应答中发挥重要作用。在体外将中性粒细胞与细菌共同孵育后，中性粒细胞可将细菌吞噬摄入，在显微镜下可见中性粒细胞内有被吞噬的细菌。该实验常用白色葡萄球菌作为中性粒细胞所要吞噬的异物。

📋 实验目的

　　观察小鼠中性粒细胞在体外对白色葡萄球菌的吞噬作用。

📋 实验材料

（一）采血相关材料

1. 昆明小鼠（体重 18 g 以上）。

2. 抗凝剂（枸橼酸钠）、无菌小试管。

3. 麻醉剂：氯胺酮＋赛拉嗪（属于管制麻醉药品）。

4. 眼科镊子、注射器、乳胶手套。

（二）孵育相关材料

1. 酒精灯、湿盒、移液器。

2. 细菌（白色葡萄球菌菌液）。

3. 双凹载玻片（两人一片）。

（三）染色相关材料

1. 瑞氏染液、缓冲液。

2. 载玻片（每人两片）。

3. 吸水纸、洗瓶。

（四）镜检相关材料

1. 显微镜、香柏油。

2. 擦镜纸、无水乙醇。

实验方法

（一）采血

1. 先将小鼠用麻醉剂腹腔注射麻醉，每只小鼠腹腔注射 50 μL 麻醉剂。

2. 在无菌小试管中加入抗凝剂 500～700 μL，将试管倾斜转动，用抗凝剂湿润整个试管壁。

3. 对麻醉好的小鼠进行摘眼球法采血（图 2 - 1）。具体操作如下：左手拇指、食指和中指抓取小鼠的头颈部皮肤，小指和无名指固定小鼠尾巴，绷紧小鼠头颈部皮肤使其眼球充血向外突出，用镊子夹取眼球并快速摘除，小鼠头部朝下、尾部朝上，使血液从眼眶内流入含有抗凝剂的试管中，当血液滴入速度变慢时可轻按小鼠心脏部位，加快心脏泵血速度以获取更多的血液，采血后轻摇试管，使血液与抗凝剂混匀，防止血液凝固，取血后的小鼠用颈椎脱臼法处死（处死后的小鼠可用于免疫组织和器官的观察）。

> **注意事项**
> ① 采血用的器材和试管应保持清洁。
> ② 采血前用抗凝剂湿润整个试管壁。
> ③ 挤压心脏时用力要适度，若用力过度会造成小鼠中途死亡，使采血不完全，血量过少。
> ④ 采血后应尽快轻摇试管使血液与抗凝剂充分混匀，防止血液凝固。

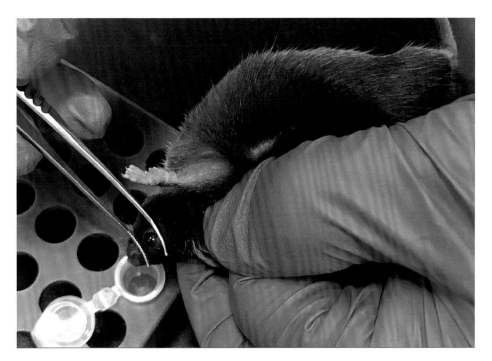

图 2-1　小鼠摘眼球法采血示意图

（二）混合培养

1. 用移液器取 80 μL 抗凝血加入双凹载玻片的凹陷中。

2. 用移液器从装有菌液的试管中取 20 μL 菌液（取菌液之前轻摇试管混匀菌液），加入双凹载玻片凹陷中的血液中，然后用移液器枪头搅拌混匀（不要吹打混匀，防止气泡产生）。

3. 将双凹载玻片置于湿盒中，放入 37 ℃温箱内孵育 45 min。

注意事项

① 正确使用移液器。

② 为了安全，白色葡萄球菌要灭活。

③ 湿盒内应保持湿润，避免干燥。

（三）制作血涂片

1. 取材：载玻片右侧留出贴标签的位置，用移液器取 30 μL 孵育好的血液和菌液的混合液体加到载玻片靠近右侧约三分之一处(图2-2)。

2. 推片:左手平持带菌血混合液的载玻片,另一张干净的载玻片则作为推片,右手持推片放置于载玻片上的液体左侧,接触液体,使液体沿推片呈"一"字形展开,然后使推片和载玻片成30°～45°夹角,向左推动推片,拖动液体平稳移至载玻片的另一端,于是载玻片上留下一层薄膜。注意不要反复推片! 血涂片可以制作得稍厚一些,便于观察。

3. 干燥:室温放置,待涂片完全干燥。

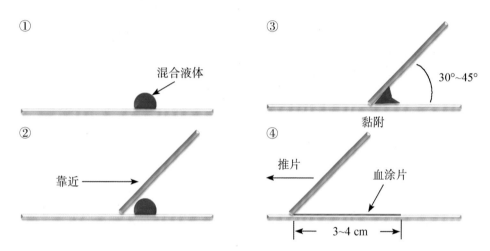

图2-2 血涂片制作示意图

注意事项
① 推片前需将血液与细菌混合物混匀。
② 推片时用载玻片拖着液体移动,以免损伤血细胞。
③ 制备血涂片时切忌反复推片。
④ 血涂片要制作得稍厚一些,以利于观察中性粒细胞。

(四)染色与镜检

1. 在已干燥的血涂片上滴加700 μL瑞氏染液,再滴加700 μL的缓冲液,轻摇载玻片使液体混匀。如果染液没有均匀地覆盖涂片位置,必要时可用牙签引流使染液均匀铺满涂片,静置10 min。

2. 用流水冲洗载玻片,然后用吸水纸轻附在载玻片表面吸干水分,残留的少量水分等待自然干燥,勿擦。

3. 将载玻片置于显微镜下镜检。观察细菌需用油镜,先在 10× 物镜下聚焦,然后将物镜移开,在载玻片上滴加一滴香柏油,再将 100× 的油镜头浸入油中,调节微螺旋聚焦,观察吞噬现象。

实验结果

在显微镜下可观察到中性粒细胞吞噬白色葡萄球菌的现象(图 2 - 3)。

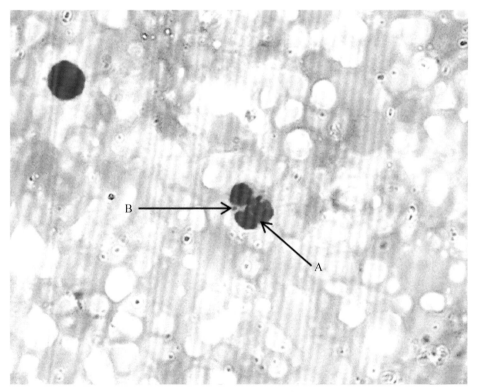

A–中性粒细胞;B–白色葡萄球菌

图 2 - 3　中性粒细胞吞噬作用结果图

注意事项

① 用流水冲洗载玻片的时候避免直接冲到有细胞的部分。

② 用油镜镜检前载玻片需充分干燥,吸干载玻片上的水分时,应避免吸水纸与玻片产生摩擦而损坏血涂片上的细胞。

③ 在载玻片上滴加香柏油时不要加太多,1～2 滴即可。

④ 注意正确使用显微镜,用完后将油镜头上的香柏油擦拭干净再归还。

⑤ 用过的带血双凹载玻片和载玻片分别放置于指定的容器内。

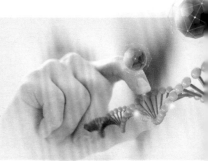

实验示教：巨噬细胞的吞噬作用

实验原理

  巨噬细胞具有吞噬病原体和较大的颗粒性物质(如体内衰老的细胞、绵羊红细胞、鸡红细胞等)的功能,在固有免疫应答中发挥着重要作用。观察巨噬细胞的吞噬作用常用比细菌大的细胞性抗原作为被吞噬的颗粒,鸡红细胞有细胞核,容易辨认,可作为巨噬细胞吞噬的靶细胞。将鸡红细胞注入豚鼠腹腔,腹腔内的巨噬细胞吞噬鸡红细胞,取腹腔液涂片,经瑞氏染色后在显微镜下可见鸡红细胞被巨噬细胞吞噬的现象。

实验目的

观察豚鼠腹腔的巨噬细胞在体内对鸡红细胞的吞噬作用。

实验方法

1. 向豚鼠腹腔内注入灭菌的 5% 淀粉溶液 6 mL(以便募集巨噬细胞)。

2. 次日再次向豚鼠腹腔内注入灭菌的 5% 淀粉溶液 6 mL。

3. 1 h 后向豚鼠腹腔内注入 3 mL 无菌磷酸盐缓冲液(phosphate buffered saline,PBS)洗涤过的 2% 鸡血细胞悬液,并轻揉豚鼠腹部。

4. 1 h 后腹腔注射 10% 水合氯醛 100 μL 麻醉豚鼠,避开血管在腹膜上剪开一个小口,用毛细吸管吸取豚鼠腹腔液,收集于试管中。

5. 室温下以 1 000 r/min 转速离心 10 min,去上清,保留 50 μL 液体,将细胞沉淀混匀,取细胞悬液制备细胞涂片。

6. 涂片自然干燥后,在涂片上滴加 700 μL 瑞氏染液,再滴加 700 μL 缓冲液,轻摇载玻片使液体混匀,如果染液没有均匀地覆盖涂片,必要时可用牙签引流使染液均匀铺满涂片,静置 10 min。

7. 水洗,用吸水纸轻附在载玻片表面吸干载玻片水分后,残留的少量水分等待自然干燥,然后将载玻片置于显微镜(油镜,放大倍数 100×)下镜检。

实验结果

镜下可见巨噬细胞内有多个鸡红细胞(图 2 - 4)。

注意事项

① 鸡红细胞注入腹腔后的孵育时间要控制准确,时间过短会导致吞噬不充分,时间过长红细胞将被消化和杀伤。

② 冲洗细胞涂片时应避免直接冲在有细胞的部分。

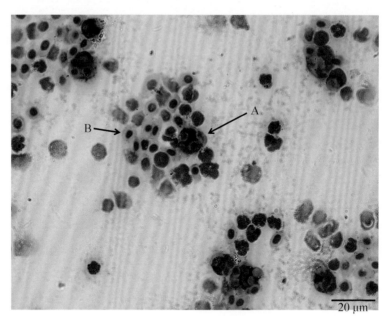

A. 巨噬细胞   B. 鸡红细胞

图 2‑4   巨噬细胞吞噬作用示教图

（刘英霞   孙可一）

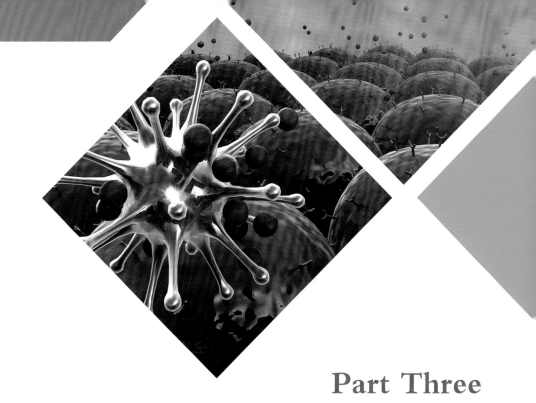

Part Three

第三部分　淋巴细胞增殖

导言

　　淋巴细胞受抗原刺激后经历活化、增殖和分化，最终行使免疫功能。因此检测淋巴细胞增殖能力可以反映机体的免疫功能。体外实验中常用有丝分裂原，如：植物血凝素（phytohmagglutinin，PHA）、伴刀豆球蛋白 A（concanavalin A，ConA）等处理淋巴细胞，使其增殖，即发生有丝分裂，这类实验被称为淋巴细胞增殖实验。细胞增殖表现为细胞内核酸和蛋白质合成增加，代谢增强，细胞体积增大，细胞质增多，细胞核疏松，核仁增多，即开始向淋巴母细胞转化，从而进行有丝分裂，这些变化亦可称为淋巴细胞转化。淋巴细胞转化率可以反映机体的免疫功能，是细胞免疫研究和临床免疫功能检测的一个常用指标。

淋巴细胞增殖的检测方法有多种：

1. 瑞氏染色法：即淋巴细胞转化实验，是检测细胞免疫功能的经典实验，通过观察细胞的形态变化来定性/半定量分析淋巴细胞增殖能力，该方法受主观因素影响较大。

2. 氚标胸腺嘧啶法 [tritiated thymidine（^3H‑TdR）incorporation]：DNA 合成检测是目前实验室检测细胞增殖比较直接、准确的方法。胸腺嘧啶核苷（TdR）是 DNA 合成的前体，在淋巴细胞培养液中加入放射性标记的^3H‑TdR，用 PHA、ConA 等有丝分裂原刺激淋巴细胞使其增殖，淋巴细胞就会摄取^3H‑TdR 来合成 DNA。淋巴细胞增殖水平越高，掺入放射性核素的细胞就越多。用液体闪烁仪收集放射性信号，可直接定量分析淋巴细胞增殖情况。该技术敏感可靠，可规避形态学检查中主观因素的影响。缺点是需要特定的设备，而且需使用放射性物质，不能在普通实验室进行。

3. MTT 法：MTT 的化学名为 3‑（4，5‑二甲基噻唑‑2）‑2，5‑二苯基四氮唑溴盐，商品名为噻唑蓝。它是淡黄色可溶性物质，为琥珀酸脱氢酶的底物。MTT 检测原理是在细胞培养终止之前 4 h 加入 MTT，活细胞线粒体中的琥珀酸脱氢酶能使外源性 MTT 还原为不溶于水的蓝紫色结晶甲䐶（formazan）并沉积在细胞中，而死细胞无此功能。去除细胞培养液后，用二甲基亚砜（DMSO）溶解细胞中的甲䐶，用酶标仪测定吸光度，来判断活细胞数量，光密度（optical density，OD）值越大，细胞活性越强。MTT 法已广泛用于检测生物活性因子、大规模筛选抗肿瘤药物及细胞毒性实验。该方法的优点是操作简便、灵敏度较高，缺点是甲䐶不溶于水，需被 DMSO 溶解后才能检测，会影响实验结果的准确性，而且溶解甲䐶的有机溶剂对人体也有损害。

4. CCK‑8 试剂盒（Cell Counting Kit‑8）法：CCK‑8 试剂盒是日本同仁化学研究所研制的一种相对使用简便而分析结果准确的细胞增殖分析试剂盒。该试剂盒中含有 WST‑8，是一种类似于 MTT 的化合物。在电子耦合试剂存在的情况下，WST‑8 可以被线粒体内的脱氢酶由红色还原成橙黄色的水溶性甲䐶。生成水溶性甲䐶的数量和活细胞的数量呈正比，即细胞增殖越多越快，则颜色越深。CCK‑8 法已广泛用于细胞增殖测定、药物筛选、细胞毒性测定。该方法的优点是加入试剂后可直接检测，不用洗涤溶解甲䐶，保证了数据的准确性，对细胞和人体的毒性小。缺点是价格较贵，试剂颜色为粉红色，与含酚红的培养基颜色接近，加样时需特别注意不要漏加。

5. CFSE 检测法：CFSE（CFDA‑SE）即羟基荧光素二醋酸盐琥珀酰亚胺酯 [5（6）‑carboxyfluorescein diacetate N‑succinimidyl ester]，是一种可穿透细胞膜的荧光染料，它可以对活细胞进行荧光标记。当 CFSE 以含有两个乙酸基团和一个琥珀酰亚胺酯（succinimidyl ester）功能基团的形式存在时，不具有荧光性质，但具有细胞膜通透性；当 CFSE 进入细胞后，乙酸基团被细胞内的酯酶水解后具有荧光活性，被激发后产生绿色荧光，却不再有膜通透性，同时琥珀酰亚胺酯能将荧光素偶联到胞内蛋白中的游离氨基上。在细胞增殖过程中，CFSE 平均分配至两个子代细胞中，荧光强度减半，因此可以通过流式细胞仪检测荧光信号，计算细胞增殖情况。荧光染料 CFSE 是一种良好的细胞标记示踪物，可用于细胞增殖检测的体外实验，还能追踪细胞在体内的分裂增殖过程。

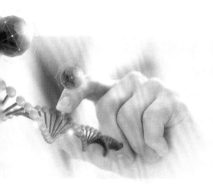

实验示教：
瑞氏染色法观察淋巴细胞增殖

实验原理

淋巴细胞转化实验是检测淋巴细胞功能的经典实验。淋巴细胞在体外经有丝分裂原刺激后，可转化为淋巴母细胞，观察并计数发生转化的淋巴细胞，可计算出淋巴细胞转化率。淋巴细胞转化率可用于评价机体的细胞免疫水平，低于正常值表示细胞免疫水平低下，可见于某些肿瘤和重症细菌、真菌感染等；此外，淋巴细胞转化率还有助于观察疾病的疗效和预后，治疗后淋巴细胞转化率升高至正常值表示预后良好。

观察小淋巴细胞转化为淋巴母细胞进而发生有丝分裂的过程中形态的变化。

实验方法

1. 抽取人的外周血 5 mL 置于肝素抗凝管中，按 1:1 的比例加入无菌 PBS 稀释血液。

2. 吸取淋巴细胞分离液 5 mL 加入 15 mL 灭菌离心管中。

3. 吸取稀释血液，在分离液液面上方 1 cm 处沿试管壁缓缓加入，使稀释血液与分离液之间形成明显界面。

4. 室温下以 2 000 r/min 的转速离心，20 min。此时离心管中的样品分成 4 层：从上到下依次是血浆层、环状乳白色的单个核细胞层、淋巴细胞分离液层、红细胞及多形核白细胞层。（图 3-1）

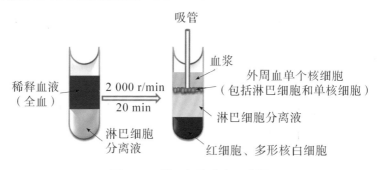

图 3-1　淋巴细胞分离示意图

5. 小心吸取环状的淋巴细胞层加入 15 mL 的玻璃离心管中，再加 5 倍体积的 PBS 洗涤 2 次，并以 1 500 r/min 的转速离心，10 min。

6. 弃去上清液，加入 1 mL RPMI 1640 细胞培养液（含 10% 胎牛血清、1% 青霉素和 1% 链霉素）混匀，进行细胞计数（方法详见 CCK-8 试剂盒法），并稀释成工作浓度的淋巴细胞悬液备用。

7. 在上述淋巴细胞悬液中加入有丝分裂原 PHA，使其终浓度为 10 μg/mL，同时设阴性对照组(不加 PHA 刺激)。

8. 将细胞放入 CO_2 孵箱中 37 ℃培养过夜。

9. 培养结束后以 1 500 r/min 的转速离心,10 min,弃上清,用 PBS 洗涤一次,以 1 500 r/min 的转速离心,10 min,弃上清。摇匀细胞沉淀,制备细胞涂片,吉姆萨染色。

10. 镜检,观察淋巴细胞形态,计数转化的淋巴细胞,计算淋巴细胞转化率。

实验结果

转化过程中,可见到几种不同形态的淋巴细胞,根据细胞核的大小、核与胞浆的比例、胞浆的染色性、核的构造及核仁的有无可将这些细胞分成两类:未转化的淋巴细胞和发生转化的淋巴细胞。

(1) 未转化的淋巴细胞即成熟的小淋巴细胞,其直径约 6～8 μm,核染色质密,着色深,无核仁,核与胞浆的比例大,胞浆少。

(2) 发生转化的淋巴细胞包括过渡型淋巴细胞、淋巴母细胞及核有丝分裂象细胞。其中,过渡型淋巴细胞体积开始增大,为小淋巴细胞的 2～3 倍,核质略疏松,胞浆增多;淋巴母细胞的体积明显增大,为小淋巴细胞的 4～5 倍,核质疏松呈网状,核内可见明显核仁,胞浆丰富,有的胞浆内可见空泡;核有丝分裂象细胞其核膜消失,染色质缩短变粗聚集成染色体(图 3 - 2)。镜检结果如图 3 - 3所示。每个标本计数 200 个淋巴细胞,按下面公式计算淋巴细胞转化率。正常人淋巴细胞转化率为 60%～80%,小于 50% 可视为降低。

$$淋巴细胞转化率 = \frac{发生转化的淋巴细胞的数}{未转化淋巴细胞数量 + 发生转化的淋巴细胞数量} \times 100\%$$

在显微镜下观察淋巴细胞的形态,分别找到未转化的小淋巴细胞和发生转化的淋巴细胞(可能是过渡型淋巴细胞、淋巴母细胞或核有丝分裂象细胞当中的某一个或某几个),并画图记录所见的细胞。

小淋巴细胞

 过渡型淋巴细胞

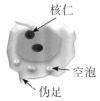 淋巴母细胞

核仁 空泡 伪足

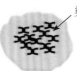 核有丝分裂象细胞

染色体

图3-2 淋巴细胞转化过程中不同形态的淋巴细胞示意图

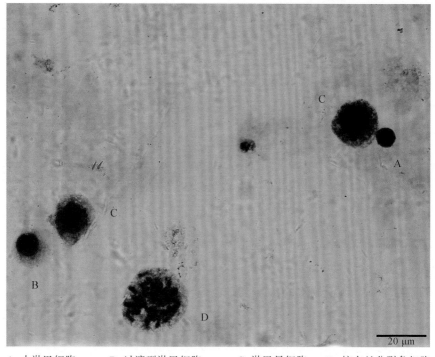

A. 小淋巴细胞 B. 过渡型淋巴细胞 C. 淋巴母细胞 D. 核有丝分裂象细胞

图3-3 淋巴细胞转化实验示教图

（刘英霞 孙可一）

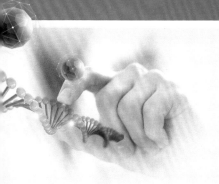

实验原理

CCK - 8 含有 WST - 8，是一种类似于 MTT 的化合物。在电子耦合试剂存在的情况下，WST - 8 可以被线粒体内的脱氢酶由红色还原成橙黄色的水溶性甲臜。产生的水溶性甲臜的数量和活细胞的数量成正比，细胞增殖越多越快，则其颜色越深。在一定范围内，细胞悬液颜色的深浅和细胞活力呈线性相关，用酶标仪测定细胞悬液在 450 nm 波长处的吸光度，能间接反映活细胞数量。

实验目的

用 CCK - 8 法检测淋巴细胞在体外实验中的增殖活力。

实验材料

1. RPMI 1640 细胞培养液（含 10％胎牛血清、1％青霉素和 1％链霉素）。

2. 红细胞裂解液。

3. LPS。

4. 无菌磷酸盐缓冲液（PBS）。

5. CCK - 8 溶液。

6. 昆明小鼠（8 周龄）、解剖用眼科剪（直头）、镊子、装有 75％乙醇的喷壶、装有 75％乙醇的烧杯。

7. 微量加样器、无菌吸管、无菌离心管、无菌 Eppendorf 管等。

8. 0.75 μm 孔径细胞筛、1 mL 注射器。

9. 细胞计数板、96 孔细胞培养板。

10. 显微镜、37 ℃ CO_2 细胞培养箱、酶标仪、配有 15 mL 离心管转头及 96 孔细胞培养板转头的离心机。

🖹 实验方法

（一）细胞刺激实验

1. 用颈椎脱臼法处死小鼠，将小鼠浸泡在 75％乙醇中，5 min 后取出小鼠，放在吸水纸上去除多余液体。

2. 剪开小鼠左侧腹部皮肤，取出脾脏，置于无菌滤器中，用 1 mL 注射器的注射芯研磨脾脏 1 min（滤器置于 50 mL 离心管上方，预先用 1 mL 培养液湿润滤器），再用 5 mL 无菌 PBS 冲洗滤器。

3. 将冲洗液转移至 15 mL 离心管中，以 1 500 r/min 的转速离心 5 min。

4. 弃去上清，加入红细胞裂解液 1 mL，混匀，裂解 2～5 min。

5. 加入无菌 PBS 9 mL，以 1 500 r/min 的转速离心 5 min。

6. 弃去上清，加入 1 mL 培养液，进行细胞计数。

（1）倍比稀释：取 3 只 1.5 mL 的 Eppendorf 管，分别标记 1、2 和 3 号。将 100 μL 细胞悬液转移至 1 号管中，2 号和 3 号管分别加入 90 μL PBS。

（2）从 1 号管中吸取 10 μL 细胞悬液到 2 号管，混匀后吸取 2 号管内 10 μL 细胞悬液到 3 号管中并混匀，分别获得原细胞悬液的 10 倍和 100 倍的稀释液。

（3）细胞计数：取洁净的细胞计数板一块，在计数区上方盖一块盖玻片。将细胞悬液摇匀，分别从 2 号管、3 号管吸取 10 μL 细胞悬液，从计数板中间平台两侧的沟槽内沿盖玻片的下边缘加到细胞计数区内（注意不要产生气泡，图 3-4A、B），静置片刻。细胞计数区分为白细胞计数区和红细胞计数区，先在低倍镜下找到白细胞计数区（图 3-4C），再转换高倍镜观察并计数。若细胞位于线上，只计上线与右线之细胞（或计下线与左线之细胞）。计数 4 个白细胞计数区的细胞总数，再除以 4，乘以对应的稀释倍数，即为每毫升细胞悬液的细胞数。

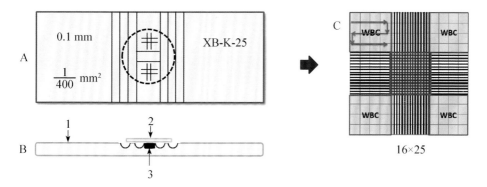

A–正面图；B–纵切面图：1.血细胞计数板，2.盖玻片，3.计数室；
C–放大后的方网格［蓝色区域为白细胞（WBC）计数区，红色箭头示计数方向］

图 3‑4　血细胞计数板构造图

（4）根据 2 号管和 3 号管细胞计数的结果,用细胞培养液将 1 号管内细胞悬液的细胞密度调整至 5×10^6 个/mL。

7. 细胞分组:取 4 只 Eppendorf 管,标记为 Ⅰ、Ⅱ、Ⅲ、Ⅳ 号管,各加 200 μL 细胞悬液。

（1）在 Ⅰ 号管中加入 LPS 0.08 μg,添加细胞培养液使管内的液体总量达到 400 μL,LPS 工作浓度为 0.2 μg/mL;

（2）在 Ⅱ 号管中加入 LPS 0.8 μg,添加细胞培养液使管内的液体总量达到 400 μL,LPS 工作浓度为 2 μg/mL;

（3）在 Ⅲ 号管中加入 LPS 8 μg,添加细胞培养液使管管内的液体总量达到 400 μL,LPS 工作浓度为 20 μg/mL ;

（4）Ⅳ 号管中不加 LPS,添加细胞培养液使管内的液体总量达到 400 μL,作为阴性对照。

8. 加样:如图 3‑5,将 Ⅰ 号管中的细胞悬液加到 96 孔细胞培养板的 B2～B4 孔中,Ⅱ 号管中的细胞悬液加到 96 孔细胞培养板的 C2～C4 孔中,Ⅲ 号管中的细胞悬液加到 96 孔细胞培养板的 D2～D4 孔中,Ⅳ 号管中的细胞悬液加到 96 孔细胞培养板的 E2～E4 孔中（这样每个样品都设了 3 个复孔）,每孔 100 μL;在 F2～F4 孔中各加入 100 μL 培养液,作为空白对照。

9. 将 96 孔细胞培养板置于 37 ℃ CO_2 细胞培养箱中,培养过夜(约 16 h)。

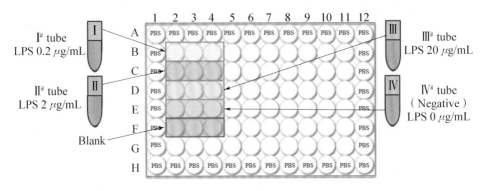

图 3 - 5 CCK - 8 法加样示意图

（二）CCK - 8 法检测细胞增殖

1. 分别在 B2～B4、C2～C4、D2～D4、E2～E4 和 F2～F4 孔中加 CCK - 8 溶液 10 μL(CCK - 8 溶液需要加入细胞培养孔的中央，以避免 CCK - 8 溶液黏附在孔壁上影响实验结果)，37 ℃孵育 2 h 后检测。

2. 用酶标仪测定各孔在 450 nm 波长处的 OD 值。

3. 计算细胞增殖指数：以 F2～F4 孔平均 OD 值作为空白对照数据，以 E2～E4 孔平均 OD 值作为阴性对照数据，以 B2～B4、C2～C4 及 D2～D4 孔平均 OD 值作为实验孔数据：

$$增殖指数 = \frac{（实验孔 OD 值－空白对照 OD 值）}{（阴性对照 OD 值－空白对照 OD 值）}$$

实验结果

细胞发生增殖的反应孔出现橙黄色，细胞增殖活力越强，颜色越深。用酶标仪测得 OD 值后按上述公式可以计算增殖指数，定量反映细胞的增殖活力。

注意事项

① CCK-8试剂颜色为粉红色,与含酚红的培养基颜色接近,加样时应注意不要漏加。

② 96孔板外围一圈可加入100 μL PBS溶液(如图3-5);培养箱培养时将96孔板置于培养箱内靠近水源的地方,以减缓蒸发。

(刘英霞　孙可一　陈　云)

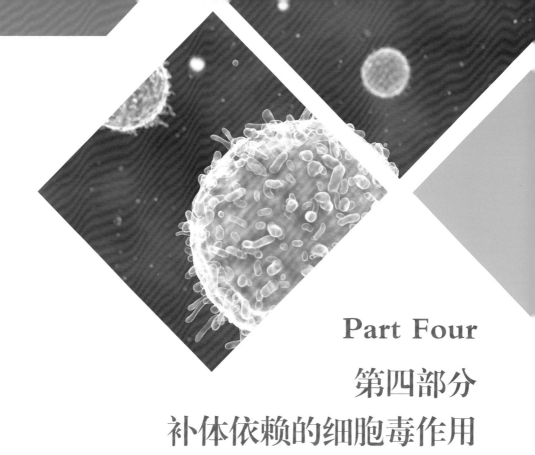

Part Four

第四部分
补体依赖的细胞毒作用

导言

　　补体系统主要由肝细胞和巨噬细胞产生，包括 30 余种组分，广泛存在于血清、组织液中或表达于细胞膜表面，是具有精密调控机制的蛋白质反应系统。当病原体或其他外源性物质进入机体后，补体系统可被激活。补体活化后具有调理吞噬、溶破细胞、介导炎症、调节免疫应答和清除免疫复合物等生物学功能。

　　现已发现存在三条补体激活途径，即经典途径（classical pathway）、旁路途径（alternative pathway）和凝集素途径（lectin pathway）。其中，经典途径指激活物（主要是抗原抗体复合物）与 C1q 结合，依次活化 C1r、C1s、C4、C2、C3，形成 C3 转化酶（C4b2a）与 C5 转化酶（C4b2a3b），进而活化 C5、C6、C7、C8 和 C9，形成一个级联酶促反应过程。旁路途径由微生物或其他外源异物直接激活 C3，在 B 因子、D 因子和 P 因子的参与下，形成 C3 转化酶（C3bBbP）和 C5 转化酶（C3bnBb），从而活化 C5 至 C9。凝集素途径又称 MBL 途径，指血浆中甘露糖结合凝集素（mannose-binding lectin，MBL）等直接识别病原体表面糖基，活化 MBL 相关丝氨酸蛋白酶（MBL-associated serine protease，MASP），分别形成与经典途径和旁路途径中作用方式相同的 C3 转化酶和 C5 转化酶，最终活化 C5 至 C9。

补体系统经上述三条途径活化后，均可在靶细胞表面形成攻膜复合物（membrane attack complex，MAC），即 C5b－9。C5b－9 由 C5b、C6、C7、C8 和 C9 组成，其中 12~15 个 C9 分子可以在细胞膜上围成直径 10 nm 的细孔，使水和电解质在渗透压的作用下进入细胞内，最终导致靶细胞溶破，称为补体介导的细胞毒作用（complement-dependent cytotoxicity，CDC）。

豚鼠血清是各种动物血清中补体含量最高的，实验中常选用豚鼠血清作为补体来源。

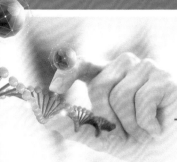

实验操作：补体依赖的细胞毒作用

实验原理

　　特异性抗绵羊红细胞抗体与绵羊红细胞(抗原)结合形成免疫复合物后,通过经典途径激活补体,在红细胞膜上形成攻膜复合物,导致红细胞膜破坏,出现溶血现象(图 4-1)。

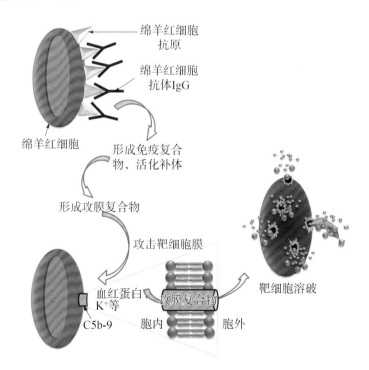

图 4-1　补体介导的细胞毒作用示意图

实验目的

观察补体系统被抗原抗体复合物激活后所致的红细胞溶破现象。

实验材料

1. 用绵羊红细胞作为抗原免疫中国白兔，获得相应的特异性血清，56 ℃加热 30 min 灭活补体，－20 ℃保存备用。

2. 未免疫的兔血清（不含绵羊红细胞特异性抗体的血清），灭活补体的方法同上。

3. 含补体的豚鼠新鲜血清。

4. 绵羊红细胞悬液。

5. 生理盐水。

6. 滴管、小试管（3 支/人）。

7. 移液器。

实验方法

1. 取 3 支小试管，从 1 至 3 编号。

2. 加入抗原：每个小试管分别加入 3 滴绵羊红细胞悬液。

3. 加入抗体，并设立空白对照和阴性对照：

（1）在 1 号试管加入 3 滴生理盐水作为空白对照。

（2）在 2 号试管加入 3 滴未免疫的兔血清作为阴性对照。

（3）在 3 号试管加入 3 滴含特异性抗体的兔血清。

4. 加入补体：在 3 个试管内分别加入 30 μL 含补体的豚鼠新鲜血清。

5. 室温放置 20 min，观察结果。

1号空白对照管和2号阴性对照管内皆为均匀混浊的红细胞悬液；3号管内液体呈透明红色，即出现溶血现象。记录结果，分析3支试管中实验现象产生的原因。

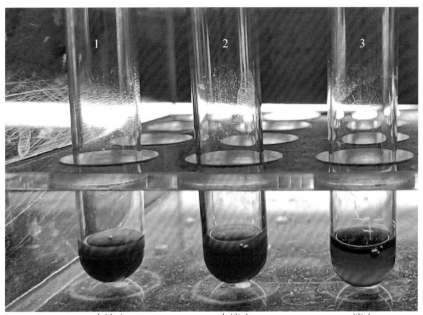

未溶血　　　　　未溶血　　　　　溶血

图4-2　补体介导的细胞毒作用结果图

注意事项

① 正确使用移液器。

② 加补体时一定要把加样枪头伸到液面以下，防止补体黏附在管壁上。

③ 加不同试剂的滴管不能混用。

④ 在不同的试管中加补体时需更换加样枪头。

⑤ 室温放置期间每隔5 min轻摇试管以免管内液体凝固。

（刘英霞　孙可一）

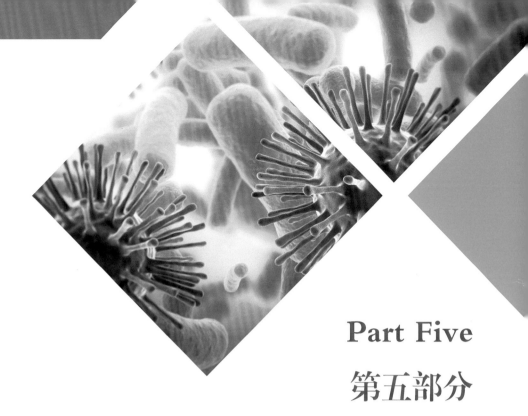

Part Five

第五部分
抗原-抗体反应的体外检测技术

导言

（一）概述

根据抗原与相应抗体之间特异性结合的特点，可以在体外对未知的蛋白质进行检测，比如用已知的特异性抗体检测样品中的抗原或用已知的抗原来检测样品中相应的抗体。所以，基于抗原-抗体反应的免疫学检测技术在临床诊断和科研领域中应用十分广泛。

（二）抗原-抗体反应的特点

1. 特异性

特异性是抗原-抗体反应的重要特性之一。一种抗原只能与由该抗原诱导产生的抗体结合。抗原与抗体结合的物质基础是抗原的表位（epitope）与相应抗体分子的互补决定区（complementary determining region，CDR）之间的互补结合，具有高度的特异性（图 5-1）。这种特异性是免疫学检测技术的理论基础。

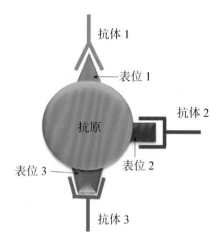

图 5-1 抗原表位与抗体分子的互补结合

由于天然抗原分子上存在多个表位，因此不同抗原之间可能由于存在相同表位而引起交叉反应，影响抗原-抗体检测的精准度。有效解决这一问题的技术，是人工制备针对单一表位的单克隆抗体（monoclonal antibody）和基因工程抗体。目前临床和科研领域常用的检测抗体是单克隆抗体。

抗体分子上单一抗原结合部位 CDR 与一个相应抗原表位之间的互补结合的强度，常用亲和力（affinity）来表示。表位与 CDR 之间互补程度越高，结合的亲和力越大，特异性也越高。抗体分子与整个抗原之间的结合强度，用亲合力（avidity）来表示，与抗原分子上表位的数目有关（图 5-2）。

高亲和力　　　低亲和力　　　低亲合力　　　中亲合力　　　高亲合力

图 5-2 抗原和抗体结合的亲和力与亲合力

2. 可逆性结合

抗原与抗体之间除了互补结合之外，分子表面化学基团之间主要还有氢键、静电引力、疏水键和范德瓦耳斯力等非共价键结合方式(图 5-3)。这些非共价键不稳定,容易受环境的温度、pH 和离子强度等因素的影响而发生解离,故这种结合具有可逆性。抗原和抗体结合的亲和力与亲合力都影响它们的解离,抗体对相应表位的亲和力越高,抗原-抗体复合物的解离度越低。解离后抗原和抗体仍具有原来的特性,据此可用亲和层析技术对抗原或抗体进行纯化。

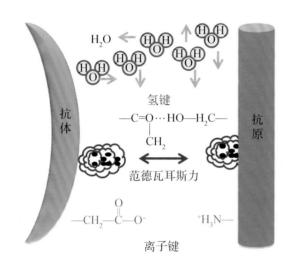

图 5-3 抗原和抗体结合的非共价键

3. 合适的浓度和比例

抗原和抗体在体外的反应体系中的浓度和比例,决定了抗原和抗体能否形成较大体积的免疫复合物(immune complex,IC)并被肉眼所见。如果形成的免疫复合物难以直接观察,则需借助高灵敏度的指示系统或标记物才能检测到。当抗体或抗原过剩时,只能形成小分子 IC,无法直接观察(图 5-4A,B);当

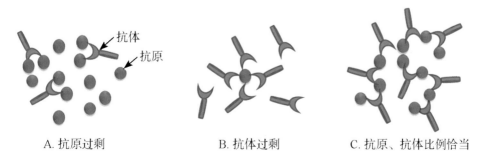

A. 抗原过剩　　　　　　B. 抗体过剩　　　　　　C. 抗原、抗体比例恰当

图 5-4 抗原、抗体在反应体系中的比例

抗原和抗体的比例恰当,抗原与抗体分子之间交联结合,形成大分子IC,可以直接观察(图5-4C)。所以必须进行预试验,将抗原和抗体进行适当稀释,确定二者的最佳浓度比例。

4. 反应的阶段性

抗原和抗体反应形成大分子IC,这个过程分为两个阶段:特异性结合阶段和反应的可见阶段。在特异性结合阶段,抗原分子的表位与相应抗体特异性互补结合,反应迅速,可在数秒至数分钟内完成,形成小分子的IC,肉眼不可见(图5-5A)。在反应的可见阶段,已形成的小分子IC之间通过静电吸引相互结合,形成大分子IC的过程,一般需数小时至数日,可出现肉眼可见的反应现象(图5-5B)。但是两个阶段的反应难以严格区分,通常特异性结合阶段尚未完全完成,可见反应阶段就已经开始了。IC形成受多种因素和反应条件限制,如果开始时抗原、抗体浓度足够大并且比例合适,很快就能出现肉眼可见的反应现象。

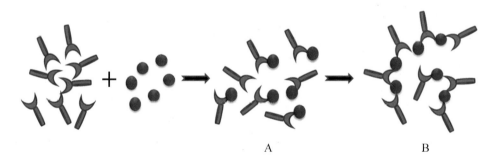

图5-5 抗原、抗体结合反应的两个阶段

(三)影响抗原-抗体反应的因素

1. 温度

抗体是蛋白质分子。在一定范围内,温度升高可以使分子间碰撞的机会增加,反应速度加快。因此,抗原、抗体结合反应的温度通常以37 ℃为宜。但如果反应温度过高(超过56 ℃),已形成的IC会发生解离。而60 ℃以上的温度则能使抗原或抗体分子变性和失活,影响检测结果。

2. pH

抗原与抗体的结合需要适当的 pH 条件，一般以 pH 6～8 为宜。反应体系的 pH 过高或过低，会使抗原或抗体分子所带的正、负电荷发生改变，并影响抗原及抗体的理化性质，使已结合的抗原-抗体复合物重新解离。若 pH 降至抗原或抗体的等电点，可引起非特异性的凝集，导致检测结果假阳性。为此，通常用磷酸盐缓冲液来稳定反应体系的 pH。

3. 电解质

作为蛋白质分子，抗原和抗体分子的等电点分别为 3～5 和 5～6，在中性环境中，表面带负电荷。当有电解质参与时，电解质能中和抗原-抗体复合物表面的电荷，使复合物相互靠拢，形成较大的团块；若无电解质参与，则无可见反应。因此，在抗原、抗体参与的各种免疫学实验中，常用 0.85％的 NaCl 溶液或其他的离子溶液作为抗原或抗体的稀释液，以提供适当的电解质和离子浓度。

4. 其他因素

实验体系中如果存在杂质、异物（如蛋白质、多糖等），会干扰反应的进行或发生非特异性反应，导致检测结果错误。因此每次实验都需严格设立阳性对照和阴性对照，确保实验体系正常工作，以获得可信的检测结果。

（四）抗原-抗体反应的类型

基于抗原和抗体之间特异性结合的检测技术有多种。通常，根据肉眼可见的反应现象，将经典的抗原-抗体反应分为如下几种：① 颗粒性抗原与相应的抗体结合发生的凝集反应；② 可溶性抗原与相应抗体结合发生的沉淀反应；③ 抗原与抗体结合后激活补体系统导致的补体结合反应和细胞溶破反应；④ 细菌外毒素或病毒与相应抗体结合所致的中和反应；⑤ 随着实验技术的进步而出现的更方便、灵敏的实验方法——免疫标记技术。

本部分主要介绍目前仍在使用的经典实验——凝集反应，并重点介绍目前临床和实验室常用的灵敏度更高、应用更为广泛的免疫标记技术。

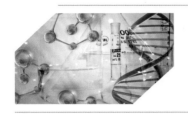

第一节
凝 集 反 应

凝集反应(agglutination reaction)是指细菌、红细胞等颗粒性抗原与相应的特异性抗体在电解质参与的条件下相互作用,两者比例适当时形成肉眼可见的凝集团块。对凝集反应进行观察有赖于抗体和多价抗原之间的交联反应。凝集反应可分为直接凝集反应(direct agglutination reaction)和间接凝集反应(indirect agglutination reaction)两类。

直接凝集反应是指颗粒性抗原与相应抗体在电解质环境中直接发生特异性结合,形成肉眼可见的凝集团块。如果该反应在载玻片上进行则称为玻片凝集,可用于血型鉴定和血液供受体之间的交叉配型,也可用于某些病原体的鉴定。玻片凝集是一种定性检测方法。如果凝集反应在试管中进行则称为试管凝集,如肥达反应(伤寒或副伤寒的辅助诊断方法)就是通过试管凝集反应获得待检血清中特异性抗体的滴度,是一种半定量的检测技术。

间接凝集反应是将可溶性抗原或抗体连接到某种颗粒载体上,使其变成颗粒性抗原,再与相应特异性抗体或抗原结合,即可出现肉眼可见的凝集团块。如金黄色葡萄球菌参与的协同凝集实验就属于间接凝集反应。

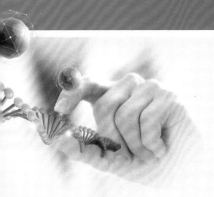

实验原理

颗粒性抗原与相应的特异性抗体在电解质环境中相互作用，两者比例适当时在玻片上形成肉眼可见的细颗粒状凝集团块（图5-6）。

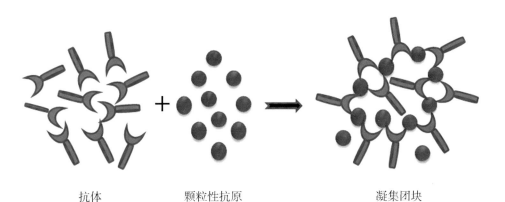

抗体　　　　　　颗粒性抗原　　　　　　凝集团块

图5-6　直接凝集反应原理示意图

实验目的

用玻片凝集法检测两种待检菌液样品中的痢疾杆菌。

实验材料

1. 痢疾诊断血清（抗痢疾杆菌抗体）。

2. 两种待检样品，分别为痢疾杆菌菌液、大肠杆菌菌液（均已灭活）。

3. 生理盐水。

4. 载玻片、移液器等。

1. 每人取载玻片一张,2人一组,各检测一个待检样品。

2. 在每张载玻片上分左右2个区域,在2个区域中各加入菌液20 μL(每组2个人分别加不同的菌液样品)。

3. 在载坡片的左侧加入生理盐水(阴性对照)20 μL,在右侧加入诊断血清20 μL,分别用加样枪头搅动混匀,切勿吹打。

4. 放置5 min,观察凝集现象。

📋 **实验结果**

载玻片上出现肉眼可见细小白色颗粒状团块的为凝集反应阳性,呈现均匀混浊且无白色颗粒状团块的为阴性结果。

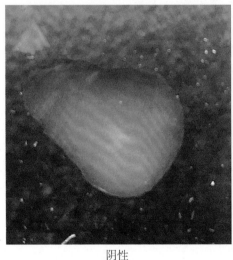
阴性

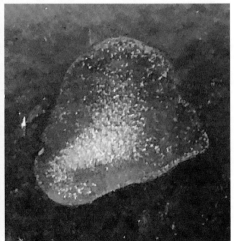
阳性

图5-7 玻片凝集反应结果图

注意事项

① 在载玻片上左右两个区域加菌液时,距离不能太近,防止两侧的液体混合在一起。

② 注意更换加样枪头。

③ 菌液与血清混匀时不可吹打,避免血清产生气泡,影响观察。

（刘英霞　孙可一）

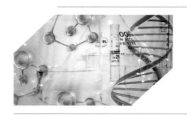

第二节 免疫标记技术

免疫标记技术将抗原和抗体的特异性结合反应与标记技术相结合,用酶、荧光素、放射性核素、胶体金、化学发光剂等物质标记抗体或抗原,利用标记物的特性来检测样品中的相应抗原或抗体。免疫标记技术极大地提高了抗原-抗体反应的敏感性,能达到"ng/mL"或"pg/mL"的水平,可以对微量物质进行定性、定量或定位检测,是目前应用最为广泛的免疫学检测技术。

以下介绍几种常用的免疫标记技术:

一、免疫酶技术

免疫酶技术是把抗原和抗体的特异性结合与酶的高效催化作用结合起来的一种方法,把具有催化作用的酶分子通过化学方法和抗体(或抗原)结合起来成为酶标记物,而酶分子并不影响其标记的抗体(或抗原)的免疫反应性。酶标记物同时具有免疫反应性和化学反应性,与待测的抗原(或抗体)结合后,酶的活性催化作用使相应底物呈现出肉眼可见的颜色反应,从而能够判断免疫学反应的发生。抗原与抗体结合的量与酶催化底物后出现的颜色深浅变化呈正相关。颜色越深,说明酶所催化的底物浓度越高,与酶标抗原(或抗体)相结合的待测抗原(或抗体)的浓度也越高。免疫酶技术具有高度的灵敏性和特异性,检测能力可达"ng/mL"或"pg/mL"的水平。目前,此技术已经广泛应用于抗原、抗体的定性和定量检测,如结合显微镜或电镜技术,还能对待测物进行精确的定位检测。

目前常用于免疫标记技术的酶有辣根过氧化物酶(horse-radish peroxidase,HRP)、碱性磷酸酶(alkaline phosphatase,AKP)、葡萄糖氧化酶(glucose oxidase,GOD)、葡萄糖淀粉酶等。现代技术已可生产纯度为100%的酶,如 HRP 和 AKP,尤其是 HRP 最为常用,优点是活力高、稳定、易提纯。

酶联免疫吸附测定:酶联免疫吸附测定(enzyme-linked immunosorbent assay),简称 ELISA,是目前应用最多的免疫酶技术。将已知的抗原(或抗体)吸附在固相载体(聚苯乙烯微量反应板)表面,使抗原和抗体的特异性结合反应在固相载体表面进行,用洗涤的方法将液相中未吸附在固相表面的游离成分去除,结合在固相载体表面的已知抗原(或抗体)以及酶标记的抗原(或抗体)均保留其免疫学活性,同时酶的催化活性也不受影响。抗原(或抗体)与酶标抗体(或抗原)特异性结合后,加入酶的底物,通过酶的催化作用使底物显色,颜色的深浅变化可以用酶标仪测得的 OD 值来反映,并可通过制作标准曲线计算待检样品的浓度。

常用的 ELISA 有双抗体夹心法和间接法,具体原理见图 5-8 和图 5-9,前者主要用于检测抗原,后者主要用于测定特异性抗体。

双抗体夹心法是将已知抗体吸附于固相载体上,加入待检标本与固相载体表面吸附的已知抗体结合,然后洗涤去除液相中未结合的游离抗原,再加入酶标记的抗体(此抗体可与待检样本中的抗原结合),形成抗体-抗原-酶标抗体大分子复合物,洗涤后加入酶促反应的底物,底物可被酶催化生成有色产物,最后加硫酸终止反应,有色产物的量与待检样本中抗原的量成正比(图 5-8)。

间接法是将已知抗原吸附在固相载体上,加入待检标本(含待检抗体)与固相载体表面吸附的已知抗原结合,再加入酶标记的抗抗体(此抗体可与待检抗体的 Fc 段结合),形成抗原-抗体-酶标抗抗体大分子复合物,洗涤后加入酶促反应的底物,底物可被酶催化生成有色产物,最后加硫酸终止反应,有色产物的量与待检样本中抗体的量成正比(图 5-9)。

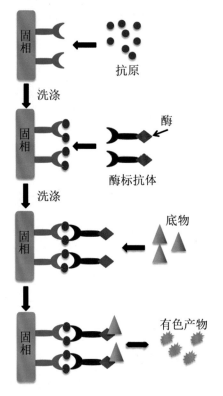

图 5‑8 ELISA双抗体夹心法原理示意图

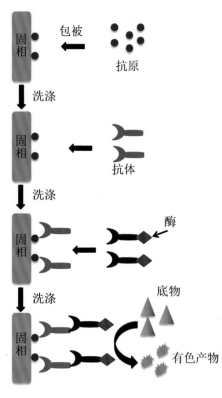

图 5‑9 ELISA间接法原理示意图

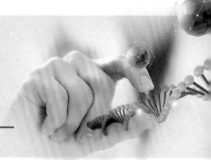

实验操作：ELISA 法检测小鼠血清中 TNF‑α 的浓度

实验原理

　　将已知的 TNF‑α(tumor necrosis factor‑α,肿瘤坏死因子α)特异性抗体(针对小鼠 TNF‑α一种表位的单克隆抗体)包被在酶标板上,加入待检样品,使样品中 TNF-α 与包被在酶标板上的抗体结合,然后加入生物素标记的 TNF-α 抗体(针对小鼠 TNF-α 另外一种表位的单克隆抗体),使生物素标记的抗体与待检样品中的 TNF-α 结合,随后加入辣根过氧化物酶标记的亲和素,再加入底物 TMB(tetramethylbenzidine,四甲基联苯二胺),TMB 在辣根过氧化物酶的催化下变为蓝色,加入硫酸终止液后转变为黄色,颜色的深浅与待检样品中的 TNF-α 浓度呈正相关(图 5-10)。

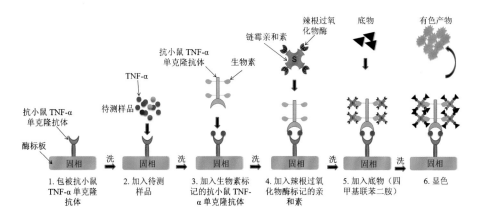

图 5-10 生物素-亲和素系统 ELISA 实验原理图

生物素-亲和素系统(biotin-avidin system,BAS)是 20 世纪 70 年代末发展起来的一种新型的生物反应放大系统。生物素与亲和素的结合具有很强的特异性,且结合后非常稳定,1 个亲和素分子可与 4 个生物素分子结合,从而将检测信号多级放大。在常规 ELISA 的基础上,结合生物素与亲和素的高度放大作用,可以极大地提高 ELISA 的灵敏性。

实验目的

利用双抗体夹心法 ELISA 检测炎症模型小鼠血清中 TNF-α 的含量。

实验材料

1. 聚乙烯酶标板。
2. 包被缓冲液、1%牛血清白蛋白。
3. 待检血清、阴性对照血清。

4. 未标记的 TNF-α 抗体(1 μg/mL)。

5. 生物素标记的 TNF-α 抗体(0.5 μg/mL)。

6. 辣根过氧化物酶(HRP)标记的亲和素(0.5 μg/mL)。

7. TMB 显色液。

8. 反应终止液(2 mol/L 硫酸)。

9. 洗涤缓冲液。

10. 移液器、吸水纸、酶标仪、37 ℃孵箱、Eppendorf 管。

实验方法

1. 待检样品制备

小鼠腹腔注射脂多糖(浓度为 10 mg/kg 体重),1 h 后进行摘眼球法取血,待血液完全凝固后分离血清,血清即为待检样品。可置于−20 ℃冰箱中保存备用。

脂多糖即细菌的内毒素,在体内外均可刺激多种细胞分泌趋化因子和炎症性细胞因子,导致炎症反应。TNF-α 是一种重要的炎症性细胞因子,主要由活化的单核/巨噬细胞产生,在炎症反应的早期出现,参与多种免疫性炎症的发生和发展过程。

2. 包被抗体

用包被缓冲液将未标记的 TNF-α 抗体浓度稀释至 1 μg/mL,在每个聚乙烯酶标孔中加入 100 μL,置于 4 ℃过夜(16～18 h)。次日,弃去孔内溶液,用洗涤缓冲液洗 3 次,每次 3 min,甩干,在吸水纸上拍打去除残留液体。

3. 封闭

每孔加 1%牛血清白蛋白封闭液 200 μL,37 ℃孵育 1 h,弃去孔内溶液,用洗涤缓冲液洗 3 次,方法同上。

4. 配置标准品

将标准品溶解制成 1 000 pg/mL 的溶液,配制浓度从 500 pg/mL 到 15.6 pg/mL 倍比稀释的标准品溶液:准备 6 只 Eppendorf 管,记作 1～6 号管,每管加 0.3 mL 样品稀释液。取 1 000 pg/mL 的标准品 0.3 mL 加入 1 号管中,混匀后从 1 号管中同样取出 0.3 mL 溶液,加入下一只样品管中,其余各管以此类推,直到最后一只样品管(图 5 - 11)。

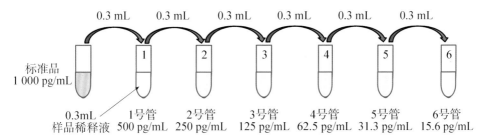

图 5‐11 ELISA 倍比稀释示意图

5. 加样

将 1 000 pg/mL、500 pg/mL、250 pg/mL、125 pg/mL、62.5 pg/mL、31.3 pg/mL 和 15.6 pg/mL 的标准品溶液各 100 μL 依次加入聚乙烯酶标板第一列 7 个孔中,第 8 孔只加 100 μL 样品稀释液,作为调零孔。在第二列按第一列同样加样,作为标准品的复孔(图 5 - 12)。对于待检样本、阴性对照,直接每孔加样品 100 μL,每个样品做双复孔(2 个孔),37 ℃孵箱内反应 1 h,然后弃去孔内液体,每孔加洗液 300 μL,浸泡 1 min,弃去孔内液体,如此洗涤 3 次,每次均置于吸水纸上充分拍干。

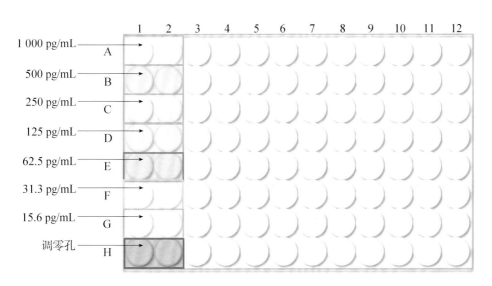

图 5‐12 ELISA 加样示意图

6. 加入生物素标记的 TNF-α 抗体：每孔内加入生物素标记抗体 100 μL，37 ℃孵箱内反应 1 h，然后弃去孔内液体，洗涤 3 次，方法同前。

7. 加入辣根过氧化物酶标记的亲和素：每孔内加入辣根过氧化物酶标记的亲和素 100 μL，37 ℃孵箱内反应 30 min，然后弃去孔内液体，洗涤 3 次，方法同前。

8. 显色：每孔加入 TMB 显色液 100 μL，避光显色 15 min（TMB 使用前要在室温平衡，不能从冷藏冰箱里拿出直接使用）。

9. 终止反应：每孔加入终止液 100 μL 终止反应。

10. 测 OD 值、绘制标准曲线：用酶标仪测定各孔在 450 nm 波长处的 OD 值。所有的标准品和样品的吸光度减去调零孔的吸光度后，取两个复孔的平均 OD 值，得到相应的数据。绘制标准曲线，计算样品浓度。

实验结果

1. 肉眼判断：在白色背景下观察各孔显色情况，有明显颜色者为阳性，不显色者为阴性。

2. 待检样品浓度的计算：在计算机上用 Excel 软件作出标准曲线，得出相应公式，然后根据公式计算样品中 TNF-α 的浓度。

注意事项
① 加样时不要漏加。
② TMB 显色液使用前要在室温平衡，不能从冷藏冰箱里拿出直接使用。
③ 显色时要避光。

（刘英霞　孙可一）

二、免疫荧光技术

免疫荧光技术(immunofluorescence technique)又称荧光抗体技术,是免疫标记技术中发展最早的一种,它是在免疫学、生物化学和显微镜技术的基础上建立起来的一项技术。1911年,雷切特(Reichert)设计了第一台荧光显微镜。荧光染色方法和荧光装置的改进,特别是荧光抗体技术的建立,使得荧光显微镜技术在细胞学、微生物学和免疫学等方面得到了广泛的应用。免疫学的基本反应是抗原-抗体反应。由于抗原-抗体反应具有高度的特异性,所以只要知道其中的一种成分,就可以检测出另一种成分。免疫荧光技术用荧光素标记特异性抗体(或抗原),与样品中的相应的抗原(或抗体)结合,然后用相应的仪器来检测荧光的有无或强弱,从而对抗原(或抗体)进行定性、定量和定位分析。常用的检测仪器包括荧光显微镜、激光共聚焦显微镜和流式细胞仪等。

免疫荧光技术应用广泛,通过荧光抗体标记胞质内或胞膜表面的抗原,可观察及分析组织、细胞相关蛋白质和糖类等分子的分布与表达。通过荧光抗体标记细胞膜或膜内微管蛋白,可以观察分析细胞形态及细胞膜拓扑结构。通过该技术还可半定量检测核酸分子甲基化水平及分布。此外,免疫荧光技术结合非抗原抗体荧光标记方法,可用于确定被测分子在细胞内的分布情况。例如,应用荧光分子 DAPI(4′,6-二脒基-2-苯基吲哚,4′,6-diamidino-2-phenylindole)插入 DNA 的特性标记细胞核,结合上述免疫标记方法,可确定被检测蛋白的胞内分布情况,区分其表达于细胞质还是细胞核。

免疫荧光技术具有方便、高效、灵敏、用途广泛等优点,不过荧光素容易猝灭,操作时须注意避光。

1. 荧光素简介

在激发光的照射下,物质的电子吸收能量后,可由低能级的内电子层跳到高能级的外电子层。高能态的电子是不稳定的,它会在极短的时间内下降到基态,以光的形式释放出它们吸收的能量,这种持续时间很短的发射光即为荧光。许多物质都可产生荧光现象,但并非都可用作荧光色素。只有那些能产生明显的荧光并能作为染料使用的有机化合物才能称为免疫荧光色素或荧光染料。

通常使用的荧光色素的激发光波长大多处于近紫外区域或可见光区域,发射光波长多处于可见光区域。在一定条件下,提高激发光的强度可以提高荧光强度,但这种提升不是无限的。当激发光强度超过限度时,光吸收趋于饱和,促使激发态分子与其他分子相互碰撞并不可逆地破坏,造成光猝灭。对于流式细胞术而言,光源照射细胞的时间很短,猝灭问题不明显;但对于荧光显微镜和激光共聚焦显微镜而言,光源需长时间照射样品,猝灭现象就会影响测量。解决荧光猝灭问题最直接的方法是降低光照强度或使用防猝灭剂。

2. 常用的荧光素

① 异硫氰酸荧光素(fluorescein isothiocyanate,FITC),黄色或橙黄色结晶粉末,易溶于水或酒精等溶剂。相对分子质量为 398.4,最大吸收光波长为 490~495 nm,最大发射光波长为 520~530 nm,呈现明亮的黄绿色荧光。FITC 有两种同分异构体,其中异构体 I 型在效率、稳定性、与蛋白质结合能力等方面都更好,在冷暗干燥处可保存多年。人眼对黄绿色较为敏感,故 FITC 易于观察,是应用最广泛的荧光素。

② 四乙基罗丹明(rhodamine B,RIB200),橘红色粉末,不溶于水,易溶于酒精和丙酮。性质稳定,可长期保存。相对分子质量为 479.01,最大吸收光波长为 570 nm,最大发射光波长为 595~600 nm,呈现橘红色荧光。

③ 藻胆蛋白(phycobiliproteins),一类天然蛋白质染料,提取自红藻、蓝藻等藻胆蛋白家族,是负责捕获光能进行光合作用的蛋白质-色素复合物。稳定性佳,水溶性极佳,易于与抗体和其他蛋白质接合。常用的藻胆蛋白染料包括藻红蛋白(phycoerythrin, PE)、藻蓝蛋白(phycocyanin, PC)、藻红蓝蛋白(phycoerythrocyanin, PEC)、别藻蓝蛋白(allophycocyanin, APC)等。免疫荧光实验中常用 PE 和 APC 两种荧光染料。PE 分子量较大,约为 240 kD,最大吸收峰波长为 498 nm 或者 565 nm,最大发射峰波长约为 573 nm,呈现橙色荧光。APC 分子量为 104 kD,激发光波长范围为 594~633 nm,最大吸收光波长为 650 nm,最大发射光波长为 660 nm,呈现红色荧光。

④ 碘化丙啶(propidium iodide,PI),相对分子质量 668.39,是一种可对

DNA 染色的细胞核染色试剂。由于 PI 不能通过活细胞膜,但能穿过破损的细胞膜而对核染色,因此常用于检测细胞凋亡。PI - DNA 复合物的激发光和发射光波长分别为 535 nm 和 615 nm,呈现红色荧光。

⑤ 4′,6 -二脒基- 2 -苯基吲哚(4′, 6 - diamidino - 2 - phenylindole, DAPI),是一种能够与 DNA 强力结合的荧光染料。DAPI 能够透过完整的细胞膜,可以用于活细胞和固定细胞的染色。结合到双链 DNA 上的 DAPI 分子的荧光强度约提高 20 倍,但 DAPI 与单链 DNA 结合时无荧光增强现象。DAPI 的激发光波长为紫外光波长范围中的 358 nm。未结合 DNA 时,DAPI 的最大吸收光波长为 340 nm,最大发射光波长为 488 nm;与 DNA 结合后,DAPI 最大吸收光波长为 364 nm,最大发射光波长为 454 nm。DAPI 在荧光显微镜下呈蓝色至青绿色。DAPI 的特异性高于前文所述的碘化丙啶(PI)。

表 5-1 常用的荧光素

荧光素	常用缩写	相对分子质量	最大吸收光波长/nm	最大发射光波长/nm	荧光颜色	生物学应用
异硫氰酸荧光素	FITC	398.40	490～495	520～530	黄绿色	蛋白质示踪
四乙基罗丹明	RIB200	479.01	570	595～600	橘红色	线粒体示踪
藻红蛋白	PE	240 000.00	565	573	橙色	蛋白质示踪
别藻蓝蛋白	APC	104 000.00	650	660	红色	蛋白质示踪
碘化丙啶	PI	668.39	535	615	红色	活体细胞示踪
4′,6 -二脒基- 2 -苯基吲哚	DAPI	350.25	340	488	蓝色至青绿色	染色质示踪

3. 免疫荧光技术分类

常用的免疫荧光技术包括免疫荧光直接法和免疫荧光间接法两种,下面主要介绍这两种免疫荧光技术。

(一)免疫荧光直接法

此法是免疫组织化学最早使用的方法,用荧光素标记已知特异性抗体,直接与组织细胞中相应抗原结合,荧光基团被激发后,在荧光显微镜下可见抗原存在部位呈现特异性荧光(图5-13)。免疫荧光直接法相较免疫荧光间接法具有显著优势,包括特异性强、实验步骤少、快速而简便。免疫荧光直接法也存在缺点:由于直接偶联于抗体的荧光基团数量有限,与免疫荧光间接法相比,免疫荧光直接法荧光强度较弱,敏感性低;此外,由于一种荧光抗体只能检测一种抗原,采用免疫荧光直接法很难获得各种市售的特异性荧光标记抗体,且抗体消耗量大,成本更高。

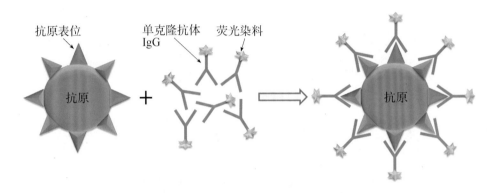

图5-13 免疫荧光直接法原理图

(二)免疫荧光间接法

免疫荧光间接法使用两种抗体。第一种是直接抗体,能特异性识别待检测分子,也称为第一抗体,第一抗体不做标记。使用与第一抗体种属相同的抗体的Fc段(有种属特异性)作为抗原免疫动物,制备抗抗体,即间接抗体,也称第二抗体,并用荧光素标记,成为荧光素标记的第二抗体。

反应时,首先用特异性抗体(第一抗体)与组织细胞中的相应抗原反应,然后用缓冲液洗去未与抗原结合的抗体,再用荧光素标记的第二抗体与结合在抗原上的第一抗体结合,形成抗原-抗体-荧光抗体复合物(图5-4)。

一个直接抗体分子可结合多个间接抗体分子,因此结合在抗原-抗体复合物上的荧光抗体数量多于免疫荧光直接法,从而提高了荧光强度和反应的敏感性。免疫荧光间接法只需制备有种属特异性的荧光标记的第二抗体,即可与多种特异性第一抗体相匹配,便于大量制备,降低成本。

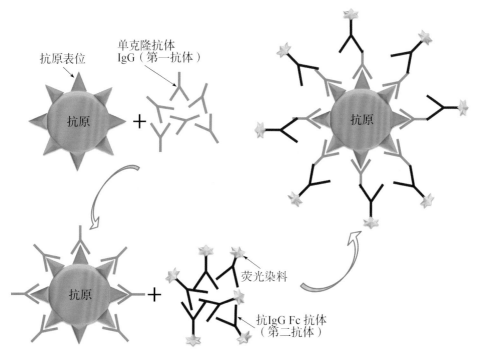

抗原表位

单克隆抗体
IgG（第一抗体）

抗原

＋

抗原

荧光染料

抗原

＋

抗IgG Fc 抗体
（第二抗体）

图 5‑14　免疫荧光间接法原理图

实验操作：免疫荧光间接法检测 SLE 患者血清中的抗核抗体（荧光显微镜观察）

实验原理

　　系统性红斑狼疮（systemic lupus erythematosus，SLE）是一种慢性的自身免疫性结缔组织疾病，可以累及心脏、关节、皮肤、肺、血管、肝、肾、神经系统和人体的其他任意部位。由于可以累及各种器官和组织，SLE 患者表现出系统性的症状和体征。免疫异常尤其是大量抗核抗体（antinuclear antibody，ANA）的生成,是该病的一个显著特点。与 SLE 相关的自身抗体有抗 dsDNA 抗体、抗组蛋白抗体、抗 SM 抗体、抗 SSA 抗体和抗 RNP 抗体等。血清中这些自身抗体能与细胞核中对应的抗原(本实验中使用小鼠肝细胞提供细胞核抗原成分)特异性结合,此种免疫复合物中的 Ab(IgG 类)再与荧光标记的羊抗人 IgG(第二抗体)结合。在荧光显微镜下,细胞核显示荧光,提示血清中 ANA 的存在。

实验目的

检测系统性红斑狼疮(SLE)患者血清抗核抗体,学习间接免疫荧光技术。

实验材料

1. 生理盐水:每组 50 mL。

2. 小白鼠:每组 1 只。

3. 待测血清、对照血清(阴性血清):每组各 0.5 mL。

4. FITC 标记的羊抗人 IgG 荧光抗体:每组 5 μL。

5. 滴管、试管:每组若干。

6. 孵箱、荧光显微镜等。

实验方法

1. 小鼠断颈处死,取肝脏,剪取肝断面印片于玻片上,左右各一处,自然干燥。

2. 滴加 1~2 滴丙酮覆盖肝印片,固定 20 min,室温晾干。

3. 在左右印片处分别滴加待检血清和阴性血清各 1 滴,置湿盒中 37 ℃温育 30 min。

4. 生理盐水荡洗,每次 3 min,共 3 次。最后用吸水纸吸干水分。

5. 在左右印片处分别滴加荧光标记的羊抗人 IgG(第二抗体)各 1 滴,置于湿盒中 37 ℃温育 30 min。

6. 生理盐水荡洗,每次 3 min,共 3 次。蒸馏水洗涤 1 次。最后吸干水分。

7. 荧光显微镜镜检。

　　荧光显微镜下观察可见：细胞核发均匀一致的黄绿色荧光者为阳性染色细胞，不发荧光为阴性；使抗原印片中出现阳性染色细胞的血清为抗核抗体（ANA）阳性血清，否则为阴性；阳性待检血清可进一步稀释后测定效价。

注意事项

① 制作的核抗原印片（肝印片）不宜太厚。

② 滴加的血清或荧光抗体要充分盖满抗原印片。

③ 荧光抗体孵育时要注意避光。

④ 各步骤的漂洗要充分。

⑤ 染色后的片子应及时镜检，避光保存，不宜放置过久。

⑥ 镜检时如果荧光减弱，是荧光猝灭所致，更换视野即可。

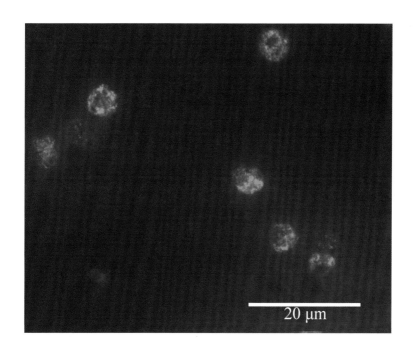

20 μm

图 5‑15　免疫荧光间接法检测抗核抗体结果图
［FITC 染色，（均质型）细胞核呈现均匀一质的荧光］

（李晓曦）

三、激光扫描共聚焦显微镜技术

激光扫描共聚焦显微术（confocal laser scanning microscopy technology）是先进的分子和细胞生物学研究技术。1957年，马文·明斯基（Marvin Minsky）提出了共聚焦显微镜技术的基本原理。1984年，第一台激光扫描共聚焦显微镜（laser scanning confocal microscopes，LSCM）实用产品问世，它是一种用于图像采集和分析的大型精密仪器。与传统荧光显微镜相比，LSCM把光学成像的分辨率提高了30%~40%，并实现了检测组织光学切片、三维图像重建及对样品中某些特定成分进行定性或者定量分析的特殊功能，因而广泛应用于形态学、分子细胞生物学、神经科学、药理学和遗传学等研究领域中。

1. 激光扫描共聚焦成像的基本原理

激光扫描共聚焦显微镜是在荧光显微镜成像的基础上加装激光扫描装置、共轭聚焦装置、数字图像处理系统而形成的新型显微镜。它的核心为共聚焦光学系统，通过在结构上采用双针孔装置，形成物像共轭的独特设计。传统光学显微镜中的光学成像系统和激光扫描共聚焦显微镜中的光学成像系统如图5-16所示。

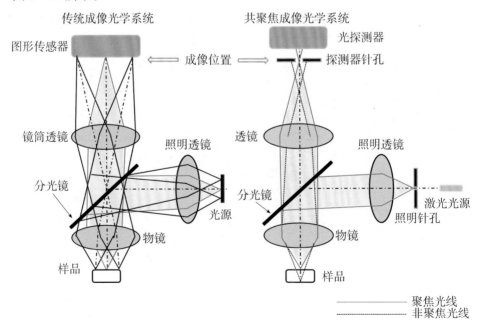

图 5-16　光学显微镜和激光扫描共聚焦显微镜的光学成像系统

激光扫描共聚焦成像原理图中,实线表示聚焦光路,虚线表示非聚焦的杂散光光路。激光通过照明针孔成为点光源,点光源经过照明透镜、分光镜后成为平行光,再经过物镜折射,大量的光聚焦在样品的一个点上。光被样品表面反射,通过分光镜,聚焦在探测器针孔上(实线)。传统光学显微镜不使用点光源,而是均匀照亮样品,会叠加来自非焦点位置的失焦图像。

由于大多数来自焦点位置以外的反射光(虚线)被阻挡在探测器针孔以外,因而共聚焦光学系统只能从焦点位置获取信息,通过对样品焦平面上的每一个点进行扫描,能合成一个完全对焦的清晰图像。而没有在特定激发光下产生发射光的区域在图像上呈现黑色,反差增加,因此共聚焦成像更加清晰。

在成像过程中,照明针孔与探测器针孔相对于物镜焦平面是共轭的,焦平面上的光可同时聚焦在两个针孔上,焦平面以外的点不能在探测器针孔处成像。因此,我们称这种双共轭的成像方式为共聚焦。如果共聚焦显微镜采用了激光作为光源,就被称为激光共聚焦显微镜。

2. 激光共聚焦的扫描成像系统

共聚焦光学系统只获得光轴方向的信息,如图 5-17 所示。因此,需要一种与光轴正交的二维扫描系统来将数据转换成图像。扫描系统的精度直接决定了成像性能。精确的二维扫描是激光扫描显微镜中最重要的技术之一。扫

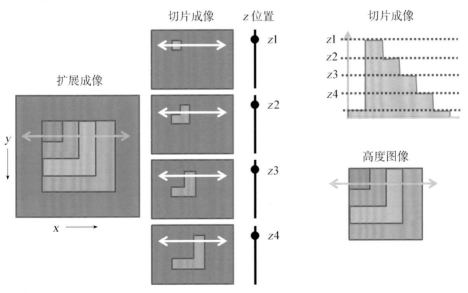

图 5-17　图像高度信息的捕获

描系统通过对样品的 x 和 y 方向上进行逐点扫描,可以形成二维图像。如果调节焦平面在 z 方向的位置,连续扫描多个不同 z 位置的二维图像,则可获得一系列光学切片图像,从而重建出清晰的 3D 图像。

实验示教:
激光扫描共聚焦显微镜的应用

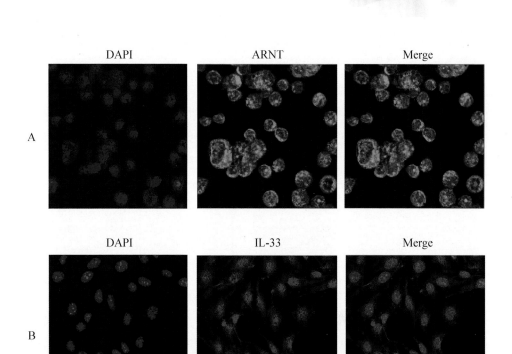

图 5-18 激光共聚焦成像示教图
A—绿色显示小鼠肺泡上皮细胞内的芳香烃受体核转位因子 ARNT(Alexa Fluor® 488 染色),蓝色显示细胞核(DAPI 染色),用激光扫描共聚焦显微镜 Zeiss LSM710 拍摄,放大 200 倍;B—红色显示小鼠肺泡上皮细胞内的白介素因子 IL-33(Alexa Fluor® 555 染色),蓝色显示细胞核(DAPI 染色),用激光扫描共聚焦显微镜 Zeiss LSM710 拍摄,放大 200 倍

激光扫描共聚焦显微镜可以测定的样品种类很多,在细胞水平上可对细胞或亚细胞结构、表型和功能等进行多种测量和分析。与传统光学显微镜相比,"共聚焦"和"双针孔"的应用大大提高了图像的分辨率。尽管其在放大倍数上和普通荧光显微镜相比无明显优势,但是它采集的图像中,样品的细节非常细致清晰(图5-18)。

此外,激光扫描共聚焦显微镜还可探测某些低对比度和弱荧光样品,比如动态测量 Ca^{2+}、Na^+、Mg^{2+} 及 pH 等细胞代谢相关的生理指标,对细胞动力学研究具有重要意义。同时,激光扫描共聚焦显微镜不会对细胞理化特性造成破坏,因此可以处理活标本,可用于细胞或组织内分子原位鉴定与定量分析,对溶酶体、线粒体等亚细胞结构的含量、成分及分布进行动态定性、定量及定位测定。激光扫描共聚焦显微镜在生命科学、生物医药、临床医学研究中得到广泛的应用。

(李晓曦　杨硕)

四、流式细胞术

流式细胞术(flow cytometry,FCM)是一种利用流式细胞仪在功能水平上对单细胞或其他生物粒子进行定量分析或分选的技术。

流式细胞术的实现依赖于一种特殊的仪器——流式细胞仪。流式细胞仪主要由三部分构成:① 液流系统:包括流动室和液流驱动系统,能够将液流中的粒子传输到激光束进行检测。② 光学系统:包括激发光源和光信号收集系统。③ 电子系统:包括光电转换器和数据处理系统,主要作用是将检测到的光信号转换为电子信号并由计算机进行分析处理。

在流式细胞仪中,细胞以每秒上万个或更高的速度通过仪器的激光束,流式细胞仪可同时检测多个参数。流式细胞术常规操作步骤:① 制备单细胞悬液并进行荧光抗体染色:将待测细胞或微粒制成单细胞悬液,用特异性荧光染料标记抗体进行染色。② 荧光信号激发:流式细胞仪通常以激光作为激发光源,经过聚焦后的光束垂直照射在样品流上,单细胞悬液依次通过检测区域时细胞或微粒上的荧光染料被激发,产生散射光和激发荧光。③ 光信号检测与结果分析:细胞经激光照射后,对光散射信号的前向散射光(forward scatter,FSC)进行检测,反映细胞体积的大小;对光散射信号的侧向散射光(side scatter,SSC)进行检测,反映细胞的颗粒性;荧光信号的接收方向与激光束垂直,经过一系列反射镜和带通滤光片的分离,形成多个不同波长的荧光信号。这些光信号由一个光电检测器(光电倍增管)接收,光电检测器将光信号定量转换成电信号,经数字转换器进行数字化后存储(图5-19)。常见的数据显示方式有单参数直方图、双参数二维点图、等高图、密度图等。直方图显示的是一群细胞某一个参数的情况,x 轴表示参数(荧光强度)的大小,y 轴表示细胞数量;二维点图表示的是一群细胞两个参数的情况,x 轴表示一个参数(一种荧光强度),y 轴表示另一个参数(另一种荧光强度),图中的每一个点都代表一个细胞(图5-20)。

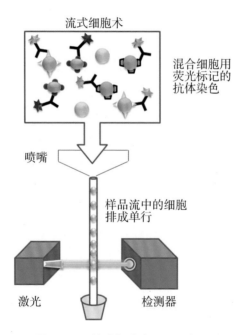

图5-19 流式细胞术原理示意图

如果实验需要,还可对目标细胞进行分选,即根据所测定的各个参数将指定的细胞从细胞群体中分离出来。该过程是通过分离获取含有单个细胞的液滴实现的,具体方法是:在流动室的喷嘴上方配有一个超高频的压电晶体,产生的高频振动使喷出的液流形成均匀的液滴,待测细胞就分散在这些液滴之中。借助逻辑电路的控制,可将这些液滴(包含单个细胞)充以正、负不同的电荷,然后液滴流经带有几千伏特电压的偏转板，在高压电场的作用下发生偏转，落入相应的收集容器中，没有充电的液滴则落入中间的废液容器中，从而实现细胞的分离。

流式细胞术综合利用了单克隆抗体技术、免疫细胞化学技术、激光和电子计算机科学技术等高新技术，可以在短时间内对细胞进行高速分析，并能同时获取一个细胞的多个参数，具有速度快、精度高、准确性好等优点，成为当代最先进的细胞定量分析技术。流式细胞术不仅可以测量细胞的大小、内部颗粒的性状，还可检测细胞表面及细胞内部的抗原量、细胞内 DNA 和 RNA 的含量等。目前，流式细胞术已经广泛应用于细胞生物学、血液学、免疫学、肿瘤学、药物学、分子生物学等学科。

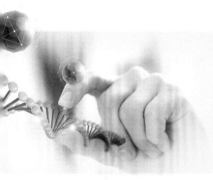

实验操作：
流式细胞术分析淋巴细胞表型

实验目的

1. 了解流式细胞仪的工作原理。
2. 学习使用流式细胞仪对淋巴细胞进行表型分析的基本方法。

实验原理

脾脏内成熟的淋巴细胞表面表达特异性的标志分子 CD19（B 细胞）或 CD3（T 细胞）。T 细胞又可依据表面表达的 CD4、CD8 分子分为 CD4$^+$ T 细胞和 CD8$^+$ T 细胞两类。用相应的荧光标记的抗体对淋巴细胞进行标记染色后，经流式细胞仪检测，可以对淋巴细胞表型进行分析。

1. DMEM(Dulbecco's modification of Eagle's medium，改良 Eagle 培养基)(含 2% 小牛血清)。

2. 别藻蓝蛋白(APC)标记的抗小鼠 CD3 单抗(anti‑CD3 APC)。

3. 藻红蛋白-青色素 7(Phycoerythrin‑Cyanine 7,PE‑Cy7)标记的抗小鼠 CD4 单抗(anti‑CD4 PE‑Cy7)。

4. 藻红蛋白(PE)标记的抗小鼠 CD19 单抗(anti‑CD19 PE)。

5. 流式细胞分析染色缓冲液。

6. 流式细胞仪。

7. 低速水平冷冻离心机(Thermo SL16R)。

8. 细胞筛：每人 1 个。

9. 6 孔板、96 孔板：每组各 1 块。

10. 微量移液器、冰盒、Eppendorf 管、流式管等。

实验方法

1. 获取细胞：用颈椎脱臼法处死小鼠后解剖获取脾脏，取 1/4 脾脏放入细胞筛，将细胞筛放入 6 孔板内，加入 1 mL DMEM(含 2% 小牛血清)，研磨后取出细胞筛，6 孔板内即为脾脏细胞悬液；取 100 μL 细胞悬液加入 96 孔板，1 000×g 离心 2 min。

2. 配制流式染色液：荧光标记的抗小鼠 CD3、CD4、CD19 单克隆抗体按照 1∶200 的比例稀释(每个样品为 100 μL 体系，使用流式染色缓冲液配制；配制过程注意保持低温，在冰盒内操作)。

3. 染色：细胞离心后弃去上清，每孔加入 100 μL 上一步配制的流式染色液，混匀，4 ℃(或置于冰上)避光染色 25 min。

4. 洗涤：每孔加入 200 μL 流式染色缓冲液，1 000 g 离心 2 min，弃上清；重复洗涤一次。

5. 重悬细胞：每孔加入 200 μL 流式染色缓冲液，重悬细胞，将重悬后的细胞悬液经尼龙膜过滤转移到流式管内。

6. 上机检测并分析实验结果:流式细胞仪检测,并分析 B 细胞及 T 细胞在淋巴细胞中所占比例及 CD3$^+$T 细胞中 CD4$^+$细胞所占比例。

实验结果

如图 5‑20 所示,CD19＋B 细胞占小鼠脾脏单个核细胞比例为 26.03％;CD3＋T 细胞占小鼠脾脏单个核细胞比例为 16.14％,其中 66.77％为 CD4＋T 细胞。

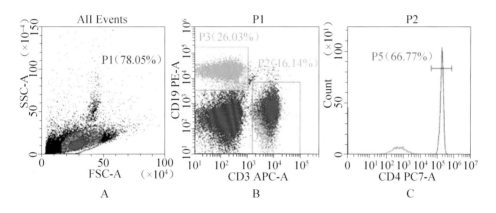

图 5‑20　淋巴细胞表型分析示意图

A—通过 FSC 和 SSC 区分出淋巴细胞(淋巴细胞体积大于红细胞,小于单核/巨噬细胞;颗粒性小于中性粒细胞);B—双参数二维点图显示脾脏淋巴细胞中 CD3$^+$T 细胞及 CD19$^+$B 细胞的含量;C—单参数直方图显示 CD3$^+$T 细胞中 CD4$^+$细胞的比例

（蔡振明）

五、胶体金免疫检测技术

胶体金免疫检测技术是将胶体金标记技术和蛋白质层析技术相结合,以微孔滤膜为载体的快速固相膜免疫分析技术。目前在医学检验中常用于检测乙型肝炎病毒表面抗原(hepatitis B surface antigen,HBsAg)、人绒毛膜促性腺激素(human chorionic gonadotrophin,HCG)和抗双链 DNA 抗体等,具有简单快捷、特异灵敏和稳定性强等优点。

胶体金是氯金酸($HAuCl_4$)在还原剂如白磷、枸橼酸钠、抗坏血酸、鞣酸等作用下,金离子还原成金原子,聚合成一定大小的金颗粒,并在静电作用下形成稳定的疏水胶溶液。胶体金在碱性条件下带负电荷,能与蛋白质分子中带正电荷的基团牢固结合且不影响蛋白质的生物特性。金颗粒聚集后呈现红色,因此,可以将胶体金作为示踪标志物,用于光镜和电镜标本以及免疫层析实验中抗原或抗体的标记。

胶体金免疫层析法在医学检验中较常应用。具体做法如下:在固相膜一端滴加待检标本溶液,在虹吸作用下,待检标本向另一端移动,在移动过程中待检标本与固定于载体膜上某一区域的抗体(或抗原)发生特异性结合而被固定,无关物质则越过该区域继续移动而被分离,然后通过胶体金的显色条带来判定实验结果。

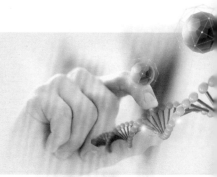

实验操作:胶体金免疫层析法检测孕妇尿液中的 HCG

实验原理

临床检测尿中 HCG 常用的方法就是胶体金免疫层析法。试纸条分区见图 5-21:G 区包被胶体金标记的抗 HCG 单克隆抗体,T 区包被未标记的抗 HCG

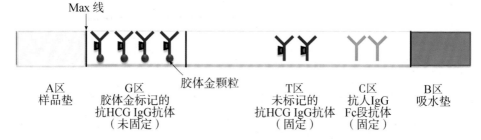

图 5-21　胶体金免疫层析试纸条分区示意图

单克隆抗体(针对 HCG 其他表位),C 区包被抗人 IgG Fc 段抗体,B 区为吸水垫。

实验原理如下:试纸条 A 端接触待检样品后,通过虹吸作用,待检样品向 B 端移动,经过 G 区时:① 若待检标本中含有 HCG 抗原,则与胶体金标记的抗 HCG IgG 抗体形成抗体-抗原复合物,继续向前移至 T 区时,免疫复合物与包被在此处的未标记的抗 HCG IgG 抗体结合而被固定,显示出金颗粒的红色线条,为阳性反应,多余的胶体金标记的抗 HCG IgG 抗体移至 C 区,被抗人 IgG Fc 段抗体捕获,也呈现红色,为质控线条(图 5-22)。② 若样品中不含 HCG,则 T 区无被固定的免疫复合物,无红色线条,只在 C 区出现红色质控线条(图 5-23)。③ 如若 C 区无红色质控线条,表示试纸条失效。

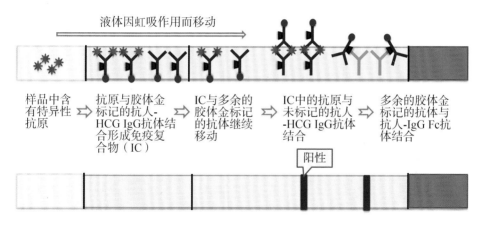

图 5-22　胶体金免疫层析法阳性结果示意图

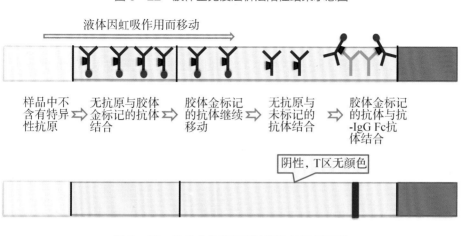

图 5-23　胶体金免疫层析法阴性结果示意图

实验目的

利用胶体金免疫层析法检测尿液中有无人绒毛膜促性腺激素(HCG)。

实验材料

1. 胶体金标记的 HCG 检测试纸条。

2. 待检尿液、健康男性尿液(阴性对照)、妊娠 1～4 个月的孕妇尿液(阳性对照)。

实验方法

1. 撕开铝箔袋，取出 HCG 试纸。

2. 将试纸白色一端(A 区)浸入尿液中(液面不得超过"MAX"线)，保持10 s。

3. 将试纸平放 1 min，等待红色条带出现。

4. 5 min 内观察结果，5 min 后判读无效。

实验结果

出现两条红线(T 区和 C 区)为阳性结果，出现一条红线(C 区)为阴性结果。

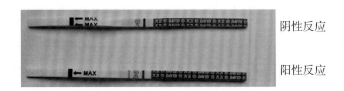

阴性反应

阳性反应

图 5‑24　胶体金免疫层析法检测尿 HCG 结果图

(刘英霞　孙可一)

六、免疫组织化学技术

应用组织化学与免疫学原理,对细胞标本或组织切片中的某些成分进行原位的定位、定性或定量研究,称为免疫组织化学技术(简称为免疫组化)或免疫细胞化学技术。

免疫组化利用抗体与抗原结合的高度特异性,使组织或细胞中的抗原或半抗原被特异性抗体(第一抗体)识别,再用第二抗体与第一抗体结合,将抗原信息放大,并用某种酶或生物素等标记第二抗体,借助组织化学方法显示抗原和抗体发生特异性结合反应的部位。免疫组化技术将免疫反应的特异性与组织化学的可见性巧妙地结合起来,借助显微镜(包括荧光显微镜、电子显微镜)的显像和放大作用,可以在细胞、亚细胞水平检测各种抗原物质(如蛋白质、多肽、酶、激素、病原体以及受体等)。

免疫组织化学技术的常用标记方法有:

① 免疫荧光法:用荧光素标记已知抗体,基于抗原和抗体特异性结合的原理,以此荧光抗体为探针,检测细胞或组织内的相应抗原,并在荧光显微镜下进行观察。抗原-抗体复合物中的荧光素受激发光的照射后会发出一定波长的荧光,能够被荧光显微镜捕获,从而可以对组织中的特定抗原进行定位,亦可进行定量分析。免疫荧光法标记的组织化学技术特异性强、灵敏度高、快速简便,在临床病理诊断中被广泛应用。

② 免疫酶标法:免疫酶标法以酶标记的抗体识别组织或细胞中的抗原,再加入酶的底物,生成有色的不溶性产物,通过光镜或电镜,对细胞表面和内部的各种抗原成分进行定位和定性研究。免疫酶标法是目前最常用的免疫组织化学标记方法。

该方法主要优点是:染色标本可长期保存、对比度好、定位准确,适用于使用光镜和电镜的研究。免疫酶标方法已经衍生出了多种标记方法,其特异性和灵敏度不断提高。

③ 免疫胶体金法:胶体金是金的水溶胶,它能迅速而稳定地吸附蛋白,对蛋白的生物学活性没有明显影响。免疫组化的胶体金标记方法是以胶体金作为标记物,标记第一抗体、第二抗体或其他能特异性结合免疫球蛋白的分子(如葡

萄球菌 A 蛋白，SPA），对组织或细胞的抗原进行定性、定位和定量研究。胶体金有不同大小的颗粒，且电子密度高，尤其适用于免疫电镜的单标记或多标记定位研究。此外，由于胶体金本身能够呈现由浅至深的红色，也可用光镜观察结果。

免疫组织化学技术的实验标本类型：

免疫组化实验所用的标本主要分为组织标本和细胞标本两大类。前者包括石蜡切片（病理切片和组织芯片）和冰冻切片，后者包括组织印片、细胞爬片和细胞涂片。其中石蜡切片是制作组织标本最常用、最基本的方法，该方法能够较好地保存组织形态，且能做连续切片，有利于各种染色方法的对照观察，还能长期存档，便于回顾性研究。石蜡切片制作过程中会对组织内抗原的暴露有一定影响，但可进行抗原修复。石蜡切片是免疫组化中首选的组织标本制作方法。

免疫组织化学技术的基本步骤：以所用的标本为组织标本中的石蜡切片为例，免疫组织化学技术的基本流程主要包括组织脱水与石蜡包埋、切片、脱蜡与水化、抗原修复与封闭、抗体（第一抗体、第二抗体）孵育、显色、封片与镜检。

免疫组织化学技术的优点：

① 特异性强：抗原与抗体的结合是高度特异的，这也决定了免疫组化技术的特异性强。

② 敏感性高：免疫组化技术建立初期，仅有直接法和间接法，因此检测敏感性有限。随着链霉菌抗生物素蛋白-过氧化物酶（streptavidin-perosidase，SP）法、卵白素-生物素-过氧化物酶复合物（avidin-biotin-peroxidase complex，ABC）法的应用，即使抗原浓度极低也可以检测到，因而被广泛地应用于常规的病理诊断。

③ 定位准确：免疫组化技术利用抗原与抗体的特异性结合原理，结合产物的呈色特性，可在组织和细胞中进行抗原的准确定位，还可同时对不同抗原在同一组织或细胞中进行定位观察，实现形态与功能相结合的研究目标。

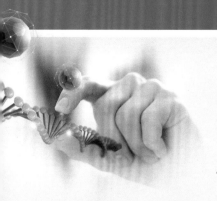

实验示教：免疫组织化学法观察小鼠脾脏中的 T 淋巴细胞

实验原理

　　T 细胞表面特异性表达 CD3 分子，将小鼠脾脏脱水、石蜡包埋、切片、进行抗原修复后，加入 CD3 特异性抗体与之结合，然后辣根过氧化物酶（horseradish peroxidase，HRP）标记的第二抗体与 CD3 抗体的 Fc 段结合，再加入底物二氨基联苯胺（diaminobenzidine，DAB），经酶催化，底物显色后即可通过显微镜观察脾脏中 T 细胞的分布。

实验目的

　　通过免疫组化方法对脾脏组织切片中的 T 细胞进行定性、定位研究。

实验材料

　　1. 4％的中性福尔马林。

　　2. 1×PBS。

　　3. 不同浓度乙醇（70％、80％、90％、95％、100％乙醇）。

　　4. 二甲苯。

　　5. 石蜡[低熔点（熔点为 56～58 ℃）、高熔点（熔点为 58～60 ℃）]。

　　6. 兔抗鼠 CD3 抗体（abcam，ab16669）。

　　7. HRP 标记羊抗兔 IgG（abcam，ab6721）。

　　8. 抗原修复液（pH＝6.0 的柠檬酸缓冲液）。

　　9. 山羊血清。

　　10. DAB 显色液。

11. 组织包埋机(Leica EG1150)、组织切片机(Leica RM2235)。

12. 显微镜。

13. 黏附载玻片、微量移液器、湿盒、Eppendorf管等。

实验方法

1. 小鼠脾脏组织脱水与石蜡包埋

(1) 组织固定:取8~10周龄的B6小鼠,用颈椎脱臼法处死后解剖获取脾脏,浸入4%的中性福尔马林中固定24 h。

(2) 脱水:从福尔马林中取出脾脏,PBS漂洗2次后放到组织包埋盒里,在组织包埋盒上用铅笔做好标记,70%乙醇脱水5 h,80%乙醇脱水过夜,然后依次用90%乙醇、95%乙醇Ⅰ、95%乙醇Ⅱ、100%乙醇Ⅰ、100%乙醇Ⅱ、100%乙醇Ⅲ各脱水45 min,然后将脾脏依次放入二甲苯乙醇混合液($V_{二甲苯}:V_{乙醇}=$1:1)30 min、二甲苯30 min,二甲苯石蜡混合液($V_{二甲苯}:V_{石蜡}=$1:1)30 min、石蜡Ⅰ(熔点为56~58 ℃)45 min、石蜡Ⅱ(熔点为58~60 ℃)45 min。

(3) 石蜡包埋:组织包埋机提前4 h调到65 ℃(包埋石蜡配制:$V_{高熔点石蜡60~62℃}:V_{低熔点石蜡58~60℃}=$3:1),包埋时将脾脏横切,一分为二,包埋,石蜡凝结后脱模。

2. 组织切片、脱蜡和水化

(1) 组织切片:先修蜡块,肉眼观察到脾脏组织后调整切片厚度为5 μm进行切片,切片展开(41 ℃水浴中展片)后再收片,放到载玻片上,编号;切片结束后放到37 ℃干燥箱中烘干过夜。

(2) 脱蜡:将小鼠脾脏组织石蜡切片载玻片依次放入100%二甲苯Ⅰ、100%二甲苯Ⅱ、100%二甲苯Ⅲ中,各浸泡10 min。

(3) 水化:将小鼠脾脏组织石蜡切片载玻片依次放入100%乙醇Ⅰ、100%乙醇Ⅱ、95%乙醇、80%乙醇、70%乙醇中各3 min,流水冲洗约3~5 min。

3. 抗原修复

将抗原修复液(pH=6.0的柠檬酸缓冲液)加热至沸腾,再将脱蜡和水化后的石蜡切片放入,加热15~20 min,自然冷却至室温,取出切片,蒸馏水冲洗两次,再用 PBS 缓冲液冲洗两次。

4. 封闭:用山羊血清常温孵育 1 h。

5. 抗 CD3 抗体孵育:滤纸吸去血清,滴加 1～2 滴抗 CD3 抗体(第一抗体,1∶200),切片放入湿盒,4 ℃孵育过夜。

6. 酶标二抗孵育:弃去一抗,PBS 缓冲液清洗 3 次,每次 5 min;滴加 1～2 滴 HRP 标记二抗(1∶1 000),切片放入湿盒,室温孵育 1 h,PBS 缓冲液清洗 3 次,每次 5 min。

7. 底物显色:滴加新鲜配制的 DAB 显色液 1～2 滴,室温显色 5～20 min (期间显微镜观察,出现明显棕色产物后将切片浸入 PBS 缓冲液中终止反应)。

8. 苏木素复染:苏木素复染细胞核 1 min,自来水冲洗。

9. 脱水:依次放入 70%乙醇 3 min、80%乙醇 3 min、90%乙醇 3 min、100% 乙醇 3 min、二甲苯 3 min。

10. 树胶封片,显微镜观察。

实验结果

CD3 分子是 T 细胞膜上特异性表达的蛋白质,在小鼠脾脏组织的切片中,可以观察到表面被染成棕色的 CD3$^+$ 的 T 细胞(图 5 - 22),CD3 分子主要分布于细胞膜表面,细胞核呈蓝色。

注意事项

① 二甲苯对人体有毒且易挥发,进行相关操作时需佩戴口罩,并在通风橱内完成。

② 福尔马林固定、石蜡包埋易导致蛋白变性,影响抗体对抗原的特异性识别,因此抗原修复是决定实验成功的关键因素。

③ DAB 显色液必须新鲜配制使用。

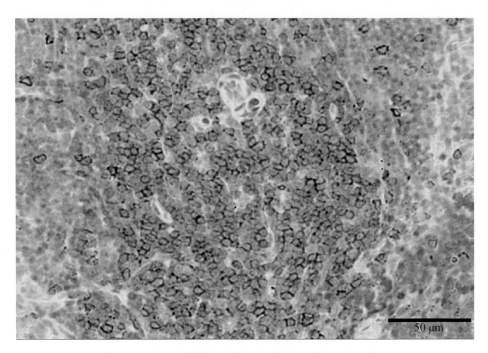

50 μm

图 5‑25　小鼠脾脏组织 T 淋巴细胞免疫组化染色

（蔡振明　陈允梓）

七、蛋白质免疫印迹技术

蛋白质免疫印迹技术（Western blot，WB）是现代生命科学与医学研究中常用的一种蛋白质检测方法。其基本原理是将电泳分离后的细胞或组织中的蛋白质从凝胶转移到固相支持物 NC 膜或 PVDF 膜上，然后用特异性抗体检测特定抗原。该技术由瑞士弗雷德里希·米歇尔生物研究所（Friedrich Miescher Institute）的哈利·托宾（Harry Towbin）在 1979 年提出，在尼尔·伯奈特（Neal Burnette）1981 年所著的《分析生物化学》（*Analytical Biochemistry*）中首次被称为 Western blot。

蛋白质免疫印迹技术中，经过聚丙烯酰胺凝胶电泳分离的蛋白质样品，转移到固相载体（例如 NC 膜或尼龙膜）上，固相载体以非共价键形式吸附蛋白质，且能保持电泳分离的多肽类型及其生物学活性不变。以固相载体上的蛋白质或多肽作为抗原，加入特异性的抗体进行识别并结合，再与酶或同位素标记的第二抗体起反应,经过底物显色或放射自显影以检测电泳分离的特异性蛋白表达。蛋白质免疫印迹技术中,显色的方法主要有以下几种:① 放射自显影;② 增强化学发光(enhanced chemiluminescence,ECL);③ 底物荧光;④ 底物DAB呈色。实验室常用的主要是增强化学发光法,其原理为(采用 HRP 标记的第二抗体):反应底物为过氧化物+鲁米诺,如遇到 HRP,即发光,可使胶片曝光,洗出条带;或采用化学发光成像仪进行检测。蛋白质免疫印迹主要实验步骤包括样品准备、电泳、转膜、封闭、抗体孵育(第一抗体、酶标第二抗体)、显色及图像采集与分析(图 5-26)。

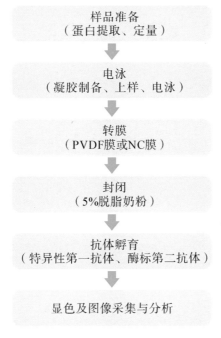

图 5-26 蛋白质免疫印迹实验流程图

蛋白质免疫印迹技术具有特异性强、敏感度高等优点,广泛应用于检测待测样品中目标蛋白的表达、分布。以此技术为基础,还发展出了免疫共沉淀(co-immunoprecipitation,Co-IP)技术——一种研究蛋白质相互作用的经典方法。

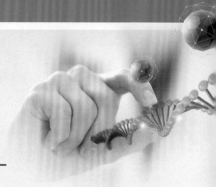

实验示教：蛋白免疫印迹检测 293T 细胞 β-actin 表达

实验目的

1. 掌握蛋白免疫印迹实验的原理。
2. 学习蛋白免疫印迹的基本操作方法。

实验原理

β-肌动蛋白（β-actin），是肌动蛋白家族的一员，在维持细胞结构、细胞内运动、细胞分裂等细胞生理活动方面发挥着重要的作用。β-actin 基因是管家基因中的一种。β-actin 由 375 个氨基酸组成，分子量为 42～43 kD 左右，广泛分布于细胞质内，表达量非常丰富，常作为蛋白免疫印迹等实验的内参。本实验采用聚丙烯酰胺凝胶电泳将 β-actin 与其他不同大小的蛋白质分离，转移到 PVDF 膜后经特异性抗体（第一抗体）识别 β-actin，然后加入 HRP 标记的第二抗体识别第一抗体，再引入化学底物发光法，用于检测 293T 细胞内 β-actin 的表达水平。

实验材料

1. DMEM（Dulbecco's modification of Eagle's medium，改良 Eagle 培养基）（含 10％小牛血清）。

2. 1×PBS、1×PBST。

3. 细胞裂解液、PMSF。

4. 5×SDS 蛋白上样缓冲液、预染蛋白 marker。

5. 脱脂奶粉。

6. 抗 β-actin 抗体(anti-beta actin antibody,ab227387)。

7. HRP 标记册羊抗兔 IgG(HRP-labeled goat anti-rabbit IgG,ab270144)。

8. ECL 发光液(Millipore,WBKLS0050)。

9. 电泳缓冲液(甘氨酸 2.9 g、Tris 5.8 g、SDS 0.37 g,加 ddH_2O 定容至 1 000 mL);转膜缓冲液(甘氨酸 2.9 g、Tris 5.8 g、甲醇 200 mL,加 ddH_2O 定容至 1 000 mL,使用前 4 ℃预冷)。

10. 低速水平冷冻离心机(Thermo,SL16R)。

11. 微量移液器、冰盒、Eppendorf 管等。

12. 电泳仪、电泳槽(伯乐)。

13. 化学发光成像仪(天能 4200)。

实验方法

(一)蛋白样品制备

1. 293T 细胞总蛋白的提取

(1)取正常培养 293T 细胞一瓶(T25),弃去培养基,并将瓶倒扣在吸水纸上,吸干培养基(或将瓶直立放置一会儿,使残余培养液流到瓶底,然后再用移液器将残余培养液吸走)。

(2)每瓶细胞加 3 mL 4 ℃预冷的 PBS 缓冲液(0.01 M,pH=7.2~7.3),平放,轻轻摇动 1 min 洗涤细胞,然后弃去洗液。重复以上操作 2 次,共洗细胞 3 次以洗去培养液。将 PBS 缓冲液弃净后把培养瓶置于冰上。

(3)按 1 mL 裂解液加 10 μL PMSF(100 mM)的比例配置细胞裂解液,摇匀置于冰上(PMSF 要摇匀至无结晶时才可与裂解液混合)。

(4)每瓶细胞加 400 μL 含 PMSF 的细胞裂解液,于冰上裂解 30 min,为使细胞充分裂解,培养瓶每 3 min 摇动混匀一次。

(5)裂解完成后,用干净的细胞刮棒将细胞刮于培养瓶的一侧(动作要快),然后用移液器将细胞碎片和裂解液移至 1.5 mL 离心管中(整个操作尽量在冰上进行)。

(6)4 ℃,12 000 r/min 离心 5 min(离心机需提前开机预冷)。

（7）将离心后的上清分装转移到 0.5 mL 的离心管中，放于－20 ℃冰箱保存。

2. 蛋白含量的测定

BCA 法测定蛋白浓度，将样品稀释为 1.25 $\mu g/\mu L$。

（二）SDS-PAGE 电泳

1. 清洗玻璃板

一只手扣紧玻璃板，另一只手蘸取适量洗衣粉轻轻擦洗。两面都擦洗过后用自来水冲洗，再用蒸馏水冲洗干净后立在筐里晾干。

2. 制胶与上样

（1）玻璃板对齐后放入夹中卡紧。然后垂直卡在架子上准备灌胶（操作时要使两玻璃对齐，以免漏胶）。

（2）配制 10％分离胶，加入 TEMED 后立即摇匀即可灌胶。灌胶时，可用 10 mL 移液枪吸取 6～7 mL 胶沿玻璃板加入，然后胶上加一层水，液封后的胶凝固得更快（灌胶时一开始可快一些，胶面快到所需高度时要放慢速度；操作时胶一定要沿玻璃板流下，这样胶中才不会有气泡；加水液封时要很慢，否则胶会被冲变型）。

（3）当水和胶之间有一条明显折射线时，说明胶已凝固。再等 3～5 min 使胶充分凝固就可倒去胶上层的水并用吸水纸将水吸干。

（4）配制 4％的浓缩胶，加入 TEMED 后立即摇匀即可灌胶。将剩余空间灌满浓缩胶，然后将梳子插入浓缩胶中。灌胶时也要使胶沿玻璃板流下，以免有气泡产生。插梳子时要使梳子保持水平。待浓缩胶凝固后，两手分别捏住梳子的两边，竖直向上轻轻将其拔出。

（5）用水冲洗一下浓缩胶，将其放入电泳槽中（小玻璃板面向内，大玻璃板面向外；若只电泳一块胶，则槽另一边要垫一块塑料板且有字的一面向外）。

（6）测完蛋白含量后，样品稀释为 1.25 $\mu g/\mu L$，取出待测样品 160 μL 至 0.5 mL 离心管中，加入 40 μL 5×SDS 上样缓冲液，混匀，95 ℃金属浴放置 5 min 使蛋白变性。根据实验需要计算需要上样样品体积（一般 15 孔胶不超过 10 μL，10 孔胶不超过 20 μL）。

（7）加足够的电泳液（内槽加满，外槽没过电泳槽标线）后开始准备上样，用微量进样器贴壁吸取样品,将加样器针头插至加样孔中缓慢加入样品和预染蛋白 marker。

3. 电泳

60 V 电泳 30 min 左右(蛋白样品即溴酚蓝进入分离胶),调整电压至 100 V 继续电泳,至溴酚蓝刚刚电泳出分离胶即可终止电泳(检测相对分子质量较大目标蛋白时可适当延长电泳时间),进行转膜。

（三）转膜

1. 准备 6 张长 7.0～8.3 cm 的滤纸和 1 张长 7.3～8.6 cm 的 PVDF 膜(为防止手上的蛋白污染膜,切滤纸和膜时一定要戴新手套)。

2. 切好的 PVDF 膜置于甲醇中激活 3～5 s,在加有预冷转膜液的搪瓷盘里放入转膜专用夹子、2 张海绵垫、1 支玻棒、滤纸和激活后的 PVDF 膜。

3. 将夹子打开,使黑的一面保持水平。在上面垫一张海绵垫,用玻棒来回擀几遍以擀走里面的气泡(一手擀,另一手要压住垫子使其不能随便移动)。在垫子上垫 3 层滤纸,一手固定滤纸,一手用玻棒擀去其中的气泡。

4. 轻轻将玻璃板撬开(撬时一定要小心,玻璃板很容易裂),除去小玻璃板后,将浓缩胶轻轻刮去,要避免把分离胶刮破。小心剥下分离胶盖于滤纸上,用手调整使其与滤纸对齐,轻轻用玻棒擀去气泡。将 PVDF 膜盖于胶上,要盖满整块胶(膜盖下后不可再移动)并去除气泡。在膜上盖 3 张滤纸并除去气泡。最后盖上另一块海绵垫,擀走气泡后合起夹子。整个操作在转移液中进行,要不断地擀去气泡。膜两边的滤纸不能相互接触,接触后会发生短路(转移液含甲醇,操作时要戴手套,实验室要开门以使空气流通)。

5. 将夹子放入转膜槽中,要使夹子的黑面对槽的黑面,夹子的白面对槽的红面。因电转移时会产热,将转膜槽置于含有碎冰的搪瓷盘中降温,用 200 mA 转膜 2 h(检测相对分子质量较大的目标蛋白时可适当延长转膜时间或增大转膜电流)。

（四）封闭与抗体孵育

1. 转膜结束后将转膜夹轻轻打开,用圆头镊子取出 PVDF 膜,用 TBS 漂洗一次,去除残余转膜液,然后移至含有封闭液(用 TBS 配制的 5% 脱脂奶粉)的平皿中,室温下脱色摇床上摇动封闭 1 h。

2. 将第一抗体用 TBST 稀释至适当浓度(1∶2 000～1∶500),加入第一抗体孵育槽。从封闭液中取出 PVDF 膜,用滤纸吸去残留液后,将膜放入第一抗体孵育槽,室温下孵育 1～2 h(或 4 ℃孵育过夜)。孵育结束后,用 TBST 在室温下脱色摇床上洗 3 次,每次 10 min。

3. 稀释第二抗体,室温下孵育 1 h 后,用 TBST 在室温下脱色摇床上洗 3 次,每次 10 min,准备进行化学发光反应。

（五）化学发光、图像采集与分析

1. 将 PVDF 膜蛋白面朝上放入化学发光成像仪(需提前 30 min 开机),将 ECL 发光液的 A 和 B 两种试剂等体积混合,加入适当体积发光液至 PVDF 膜上(覆盖整块 PVDF 膜)。

2. 使用化学发光成像仪采集不同曝光时间的图片,保存。

3. 用凝胶图像处理系统分析目标带的分子量和光密度。

📖 | 实验结果

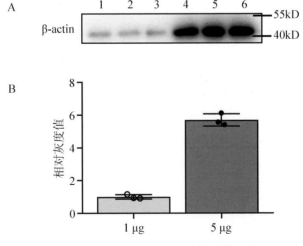

图 5-27　蛋白质免疫印迹实验结果图

A—目标蛋白为 β-actin,1、2、3 泳道蛋白上样量为 1 μg,4、5、6 泳道蛋白上样量为 5 μg;
B—β-actin 条带相对灰度值分析(1 μg 上样组灰度值作为参考值 1)。

实验结果如图 5 - 27 所示,目标蛋白呈现黑色条带,条带颜色深浅代表蛋白含量高低,可用软件分析每个条带的灰度值并进行半定量分析。本实验中 1、2、3 泳道蛋白上样量为 1 μg,4、5、6 泳道蛋白上样量为 5 μg,4、5、6 泳道条带颜色深度显著高于 1、2、3 泳道(图 5 - 27A),灰度值分析结果也进一步显示了两组条带的颜色深度的差异(图 5 - 27B)。

注意事项

① 不同的蛋白第一抗体、第二抗体的稀释倍数、抗体孵育时间和温度不同,需要通过预实验不断调整至最佳条件。

② ECL 显色液必须新鲜配制使用。

③ 为防止杂蛋白污染 PVDF 膜,实验操作过程中应佩戴新手套。

(蔡振明)

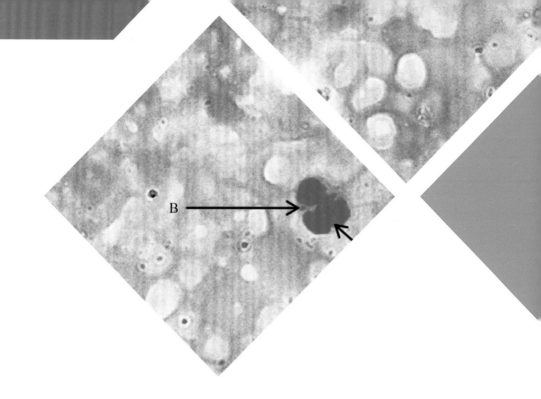

附 录

一、瑞氏染液及缓冲液的配制

1. 瑞氏染液

瑞氏染料:1 g;

甲醇(AR):600 mL。

将瑞氏染料放入清洁、干燥的研钵内,先用研杵将其轻轻碾成细粉末,加少许甲醇,充分研磨溶解,静置片刻,将已溶解的上层液体倒入棕色试剂瓶中,未溶解的再加少许甲醇,充分研磨溶解,再将溶解的上层液体倒入棕色试剂瓶中,如此重复数次,直至染料完全溶解及甲醇用完为止,摇匀,密封瓶口。室温暗处储存至少 1 周,储存越久染料溶解越好,染色效果也就越好,一般储存 3 个月以上为佳。

2. 瑞氏缓冲液

KH_2PO_4：0.3 g；

Na_2HPO_4：0.2 g。

0.3 g KH_2PO_4 和 0.2 g Na_2HPO_4 溶于 1 000 mL 蒸馏水,校正 pH 范围在 6.4~6.8 之间,瓶口密封,置于室温暗处储存。

二、 磷酸盐缓冲液（phosphate buffered saline，PBS）的配制

$NaCl$：8 g；

KCl：0.2 g；

Na_2HPO_4：1.44 g；

KH_2PO_4：0.24 g。

8 g $NaCl$、0.2 g KCl、1.44 g Na_2HPO_4 和 0.24 g KH_2PO_4 溶解于 800 mL 双蒸水中,用 HCl 调节溶液的 pH 至 7.4,加水定容至 1 L,高温高压灭菌后室温保存。

三、 包被缓冲液（0.05 mol/L 磷酸盐缓冲液）的配制

Na_2CO_3：1.59 g；

$NaHCO_3$：2.93 g。

1.59 g Na_2CO_2 和 2.93 g $NaHCO_3$ 解于 1 000 mL 蒸馏水中,使其 pH 范围在 9.0~9.6 之间,用于 ELISA 时包被抗体或抗原。

（杨晓帆）

参考文献

［1］曹雪涛. 免疫学技术及其应用［M］. 北京：科学出版社，2010.

［2］曹雪涛，何维. 医学免疫学［M］. 3 版. 北京：人民卫生出版社，2015.

［3］曹雪涛. 医学免疫学［M］. 7 版. 北京：人民卫生出版社，2018.

［4］陈朱波，曹雪涛. 流式细胞术——原理、操作及应用［M］. 2 版. 北京：科学技术出版社，2021.

［5］李立伟. 感染与免疫学实验教程［M］. 杭州：浙江大学出版社，2015.

［6］刘爱平. 细胞生物学荧光技术原理和应用［M］. 合肥：中国科学技术大学出版社，2012.

［7］柳忠辉，吴雄文. 医学免疫学实验技术［M］. 3 版. 北京：人民卫生出版社，2020.